すべての内科医に役立つ

肝疾患
なるほどQ&A

診断・治療から患者コミュニケーション，
専門医へのコンサルトまで

編集 泉 並木，黒崎雅之

羊土社
YODOSHA

謹告

　本書に記載されている診断法・治療法に関しては，発行時点における最新の情報に基づき，正確を期するよう，著者ならびに出版社はそれぞれ最善の努力を払っております．しかし，医学，医療の進歩により，記載された内容が正確かつ完全ではなくなる場合もございます．

　したがって，実際の診断法・治療法で，熟知していない，あるいは汎用されていない新薬をはじめとする医薬品の使用，検査の実施および判読にあたっては，まず医薬品添付文書や機器および試薬の説明書で確認され，また診療技術に関しては十分考慮されたうえで，常に細心の注意を払われるようお願いいたします．

　本書記載の診断法・治療法・医薬品・検査法・疾患への適応などが，その後の医学研究ならびに医療の進歩により本書発行後に変更された場合，その診断法・治療法・医薬品・検査法・疾患への適応などによる不測の事故に対して，著者ならびに出版社はその責を負いかねますのでご了承ください．

序

　肝疾患の診療の進歩は著しい．ここ20年の間にC型肝炎の発見からインターフェロンによるウイルス排除が可能になり，さらにリバビリンやプロテアーゼ阻害薬などより効果の高い治療法が次々に開発された．B型肝炎では，内服によって副作用がなくウイルス増殖を抑制できる治療が可能になった．その他画像診断や肝がんの低侵襲治療が普及し，分子標的治療薬が登場した．また，非アルコール性脂肪肝炎の症例が増加している．急速に肝臓診療が大きく変化し，数年前の知識では対処できない状態となった．

　内科診療においては，さまざまな場面で肝機能異常に遭遇する．診断方法が進歩・普及したとはいえ，すべて診断が確定するには至っていない．それぞれの病態に応じた検査を適切に行い，診断から治療へと結びつけるプロセスが重要となる．そのためには，さまざまな症例を経験することが大切になる．

　本書では，臨床的に遭遇することが多い問題点について，Q&Aの形で整理した．実際の臨床現場では，類似した症例を経験することが多いと思われるため，周辺の知識を加えて解説されている．したがって，同様の症例で疑問点がある場合には，似たようなQを見ていただけると関連文献からの知識が得られるような構成となっている．内科を専門としない医師でも肝障害に遭遇すると思われるが，「患者コミュニケーション」と「専門医へのコンサルト」といった欄を設け，多くの局面で役立つ内容を網羅するように心がけた．執筆は，実際に肝疾患を数多く診療している現場の専門医に依頼した．臨床に即した内容になっていると思われる．

　平成20年に肝炎対策基本法が制定され，国をあげて肝疾患対策を適切に講じる必要がある．ウイルス性肝疾患に対する医療費助成制度や，身体障害者の認定，さらには医療連携によるインターフェロンを行った場合の連携加算の新設などの保険診療による政策誘導などの対策が講じられている．肝疾患対策はわが国の重要な政策課題となっているため，正しい知識で対処していくことが重要である．本書がその参考になれば望外の喜びである．

2011年5月吉日

編集　泉　並木
　　　黒崎雅之

すべての内科医に役立つ
肝疾患 なるほど Q&A
診断・治療から患者コミュニケーション，専門医へのコンサルトまで

序 .... 泉　並木，黒崎雅之　　3

第1章　B型慢性肝炎

Q1. B型肝炎ウイルスの検査にはどのようなものがありますか？
またどの検査法を選択すべきですか？.. 田邊陽子　　10

Q2. B型肝炎ワクチンはどのようにして使いますか？
治療効果をどのように確認しますか？.. 髙橋有香　　13

Q3. B型急性肝炎の最近の動向は？
治療が必要な症例はどのようなものですか？... 山城　剛　　17

Q4. B型肝炎ウイルスのプレコア変異，コアプロモーター変異，
genotypeの測定意義は何ですか？.. 渡邉秀樹　　21

Q5. HBc抗体・HBs抗体のみが陽性の患者は
どのような点に注意して診療すべきですか？... 中川美奈　　24

Q6. HBVとHIVの重複感染はどのように治療すべきですか？........................... 安井　豊　　28

Q7. B型肝炎治療の適応基準：どのような患者を治療すべきですか？............... 田中智大　　31

Q8. HBV陽性で肝機能正常者はどのようにフォローすべきですか？................. 黒崎雅之　　34

Q9. B型慢性肝炎でインターフェロンが効きやすいのは
どのような症例ですか？.. 田邊陽子　　37

- **Q10.** B型慢性肝炎に対して核酸アナログ治療が適応になるのは
  どのような患者ですか？ .... 黒崎雅之　40

- **Q11.** B型肝炎に対する核酸アナログ治療を中止する基準は何ですか？
  どのように中止すべきですか？ .... 黒崎雅之　44

- **Q12.** B型慢性肝炎に対してインターフェロン治療を行うと
  長期的な予後は改善しますか？ .... 黒崎雅之　48

- **Q13.** B型肝硬変の症例にも，インターフェロンや核酸アナログの
  治療適応はありますか？ .... 中川美奈　51

- **Q14.** B型肝炎でどのような患者ががんになりやすいですか？ .... 渡邉秀樹　54

第2章　C型慢性肝炎

- **Q15.** C型肝炎で慢性肝炎と肝硬変をどのように見分けたらよいですか？ .... 玉城信治　57

- **Q16.** C型肝炎の治療の適応基準：どのような患者を治療すべきですか？ .... 坂本直哉　60

- **Q17.** C型肝炎に対する各種インターフェロン治療薬は，
  どのように使い分ければよいのですか？ .... 朝比奈靖浩　63

- **Q18.** インターフェロン治療前に検査すべき
  全身疾患・合併症は何ですか？ .... 上田　研　66

- **Q19.** ペグインターフェロン・リバビリン療法の副作用には
  どのようなものがありますか？ .... 平山慈子　69

- **Q20.** C型肝硬変はインターフェロン治療の適応になりますか？ .... 朝比奈靖浩　73

- **Q21.** C型肝炎ではどのような患者が肝がんになりやすいですか？ .... 細川貴範　76

- **Q22.** 透析患者のC型肝炎の頻度はどのくらいですか？
  また治療はどうすればいいのですか？ .... 葛谷貞二　79

- **Q23.** ペグインターフェロン・リバビリン併用治療効果を
  予測する方法はありますか？ .... 泉　並木　83

- **Q24.** ペグインターフェロン・リバビリン治療の効果を高めるためには，
  どのように工夫すればよいですか？ .... 坂本直哉　88

- **Q25.** 新しい抗C型肝炎治療薬はどのようなものがありますか？ .... 泉　並木　90

第3章 ウイルス性肝炎

Q26. HBV・HCV針刺し事故への対処方法，HBV・HCV陽性血液の
消毒方法はどうすればよいでしょうか？ .... 髙橋有香　94

Q27. HBV・HCV感染者に対してどのように
感染予防を指導すべきですか？ .... 安井　豊　98

Q28. 輸血によるウイルス性肝炎発症の動向はどうなっていますか？ .... 山城　剛　101

Q29. ウイルス性肝炎の生活指導はどうすればよいですか？ .... 上田　研　105

Q30. ウイルス性肝炎における肝細胞がんのスクリーニングは
どのようにすればよいですか？ .... 佐藤光明　108

Q31. ウイルス性肝炎に対する抗ウイルス療法以外の治療法は
どんなものがありますか？ .... 朝比奈靖浩　112

第4章 その他の肝炎

Q32. 薬剤性肝障害の診断はどうすればよいですか？ .... 細川貴範　115

Q33. E型肝炎はどのように診断し，治療したらよいですか？ .... 板倉　潤　119

Q34. 自己免疫性肝炎はどのように診断し，治療したらよいですか？ .... 板倉　潤　121

Q35. 原発性胆汁性肝硬変はどのように診断し，
治療すればよいですか？ .... 板倉　潤　125

第5章 肝硬変

Q36. 分岐鎖アミノ酸（BCAA）製剤はどのような症例に
何を期待して投与すべきですか？ .... 土谷　薫　129

Q37. 入院が必要な腹水とはどのようなものですか？　その治療法は？ .... 葛谷貞二　133

Q38. 食道静脈瘤はどのような場合に治療が必要ですか？ .... 中西裕之　137

Q39. 肝性脳症の診断はどのようにすればよいですか？ .... 中西裕之　142

Q40. どのような場合に肝移植が適応となりますか？ .... 髙松　督　148

第6章 肝細胞がん

Q41. 肝に腫瘍性病変が発見された場合，
どのように精査すればいいですか？..佐藤光明　151

Q42. 肝細胞がんでラジオ波焼灼療法の適応となるのは
どのような症例ですか？治療効果や合併症のリスクは？......................土谷　薫　155

Q43. 肝細胞がんで肝動脈塞栓療法の適応となるのは
どのような症例ですか？治療効果や合併症のリスクは？......................玉城信治　159

Q44. 肝細胞がんで肝切除の適応となるのはどのような症例ですか？.............高松　督　162

Q45. 肝細胞がん治療後にどのようにフォローしたらよいですか？
再発を抑制するにはどうしたらよいですか？..田中智大　166

Q46. 進行肝細胞がんに対してはどのような治療法がありますか？..............葛谷貞二　169

第7章 脂肪肝

Q47. NAFLD（非アルコール性脂肪性肝疾患）とは，
どのような疾患ですか？...松永光太郎　174

Q48. NAFLD（非アルコール性脂肪性肝疾患）と診断された場合，
どのように治療しフォローすればよいですか？.....................................松永光太郎　177

索引　...180

執筆者一覧

■編集

泉　並木	武蔵野赤十字病院副院長
黒崎雅之	武蔵野赤十字病院消化器科

■執筆（掲載順）

田邊陽子	横須賀共済病院消化器内科
髙橋有香	武蔵野赤十字病院消化器科
山城　剛	琉球大学医学部附属病院輸血部
渡邉秀樹	横須賀共済病院消化器内科
中川美奈	東京医科歯科大学医学部消化器内科
安井　豊	武蔵野赤十字病院消化器科
田中智大	トロント大学　消化器内科・臓器移植医療部
黒崎雅之	武蔵野赤十字病院消化器科
玉城信治	武蔵野赤十字病院消化器科
坂本直哉	東京医科歯科大学医学部消化器内科
朝比奈靖浩	武蔵野赤十字病院消化器科
上田　研	武蔵野赤十字病院消化器科
平山慈子	武蔵野赤十字病院消化器科
細川貴範	武蔵野赤十字病院消化器科
葛谷貞二	武蔵野赤十字病院消化器科
泉　並木	武蔵野赤十字病院副院長
佐藤光明	山梨大学医学部第一内科
板倉　潤	武蔵野赤十字病院消化器科
土谷　薫	武蔵野赤十字病院消化器科
中西裕之	武蔵野赤十字病院消化器科
高松　督	武蔵野赤十字病院外科
松永光太郎	聖マリアンナ医科大学病院消化器・肝臓内科

すべての
内科医に役立つ
肝疾患
なるほど **Q&A**

診断・治療から患者コミュニケーション，
専門医へのコンサルトまで

第1章 ■B型慢性肝炎

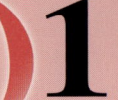

Q1 B型肝炎ウイルスの検査にはどのようなものがありますか？ またどの検査法を選択すべきですか？

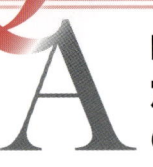

A B型肝炎ウイルスのDNA，抗原タンパクとそれに対する抗体の測定検査があります．急性感染・持続性感染・抗ウイルス療法施行の有無など，その病態に合わせた検査法の選択が必要となります．

　B型肝炎ウイルス（hepatitis B virus：HBV）の感染によるB型肝炎は，急性肝炎と慢性肝炎では異なる経過をたどり，慢性感染例でも無症候性キャリアや肝硬変に進展する症例・肝がんを発症する症例など病態もさまざまです．診断，治療の適応，治療後の経過観察などのために，数多くあるHBVマーカーの臨床的な意義を理解し，個々の症例に合わせた検査を行うことが大切です．

1 B型肝炎ウイルス（HBV）マーカー（表1-1）

1. HBs抗原
　陽性の場合，現在のHBV感染の状態を示します．

2. HBs抗体
　中和抗体としてHBVに対する感染防御機能をもちます．陽性はB型肝炎治癒後の既感染もしくはHBワクチン接種を受けたことを示します．

3. HBc抗体
　感染の比較的早期から血中に出現し，長期持続します．低力価の場合は既往感染あるいは急性感染，高力価の場合は持続感染を意味します．

4. IgM-HBc抗体
　感染初期，一過性に高力価で出現するため，急性肝炎の診断に有用です．キャリアの急性増悪でも低力価で陽性を示すことがあります．

5. HBe抗原
　陽性者ではウイルス量も高値です．慢性活動性肝炎の経過でHBe抗原が陰性化すると約80％の症例で肝炎は沈静化します．

6. HBe抗体
　HBe抗原が減少・陰性化した後でHBe抗体は検出され，これをセロコンバージョン（seroconversion：SC）といいます．HBe抗体が持続的に検出され，HBV-DNAが陽性の場合，存在するHBVはプレコア領域に変異を有しています．この変異株は通常増殖能に乏しいですが，急性肝炎の原因となった場合には，重症肝炎・劇症肝炎と関連します（**Q4**参照）．

● 表 1-1　B 型肝炎ウイルスマーカーの臨床的意義

HBs 抗原		HBV 感染状態
HBs 抗体		過去の HBV 感染・ワクチン接種後（感染防御抗体）
HBc 抗体	低力価	過去の HBV 感染（多くの場合 HBs 抗体陽性），あるいは急性感染
	高力価	HBV 感染状態（ほとんどの場合 HBs 抗原陽性）
IgM-HBc 抗体	低力価	B 型急性肝炎とその数カ月後，B 型慢性肝炎の急性増悪
	高力価	B 型急性肝炎
HBe 抗原		血中 HBV 多い（感染性強い），肝炎例では肝炎の持続性
HBe 抗体		多くは血中 HBV 少ない（感染性弱い），肝炎例少ない
HBV-DNA		血中 HBV 量を示す（抗ウイルス効果の指標）
HBV コア関連抗原		HBV 増殖能，cccDNA と相関（抗ウイルス薬中止の指標？）

すべて健康保険適用あり

7. HBV-DNA 量

　肝細胞での HBV 増殖状態を反映し，肝炎の増悪に先行して血中で増加します．これまで数種類の検査法が開発されていますが，現在はリアルタイム PCR 法を用いた系が標準的に行われ，感度は 2.1～9.0 log copies/mL です．HBe 抗原陽性例では 5 log copies/mL 以上，HBe 抗原陰性例では 4 log copies/mL 以上に上昇すると多くの例で ALT の上昇を伴います．

8. HBcrAg（コア関連抗原）

　プレコア/コア領域から作られる HBc 抗原，HBe 抗原，p22cr 抗原を同時に測定し，プレゲノム RNA から翻訳されるタンパクの総量を反映します．プレゲノム RNA は肝細胞核内に存在する cccDNA（Q11 MEMO▶参照）から転写されることから，この抗原は肝細胞に存在するウイルス量を反映すると考えられます．核酸アナログ製剤治療症例において HBV-DNA 量では判定不能な cccDNA 量や HBV 増殖能の推定が可能となり，薬剤中止の可否の判定に有用と考えられています．

2　B 型肝炎の経過と HBV マーカーの推移（図 1-1）

1. 一過性肝炎

　成人での感染はほとんどの場合，一過性の急性肝炎となり，数カ月の経過で治癒します．感染後 1～2 カ月で HBs 抗原，HBV-DNA が検出されるようになり，感染初期（感染 1～2 カ月くらい）では HBe 抗原は陽性です．その後，IgM-HBc 抗体が高力価陽性となります．回復期になると，HBe 抗体陽性となり，HBc 抗体も出現しますが低力価です．その後，数カ月後に中和抗体である HBs 抗体が陽性となり，治癒します．しかし，一部の症例では慢性化や劇症化を認めることがあります．

2. 持続性感染

　母子感染や乳幼児期の感染では，免疫機構が確立されていないため，慢性持続性感染となります．若年齢時は免疫寛容期であり，HBe 抗原陽性，HBV-DNA 高値（7.0 log copies/mL 以上）ですが肝障害は認めません．多くは 15～35 歳頃に免疫応答の活性化が起こり肝炎を発症します．80～90％の症例では肝炎発症後 HBV-DNA 量は低下し，SC を認めます．10

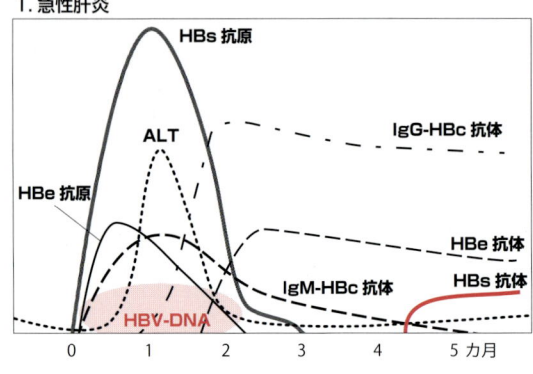

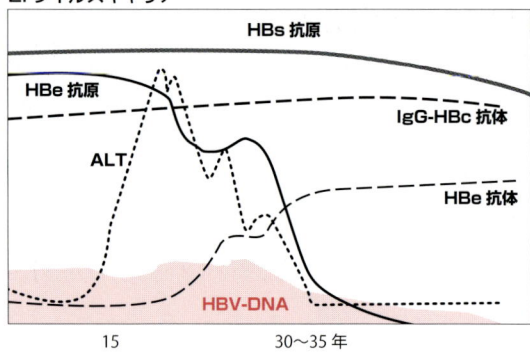

● 図1-1　B型肝炎の経過とウイルスマーカーの変動

　～20％の症例では免疫応答の活性後SCを認めない，もしくはHBe抗体が陽性になっても HBV-DNAが十分に低下せず，肝炎が持続・再燃をくり返し肝硬変に進展します．

> ⚠ **注意**
> 　従来，慢性B型肝炎はSCを認めALTが正常化すれば臨床的治癒であるとの考えがありました．しかし，現在では肝機能の予後予測にはHBV-DNA値の変動が重要とされています．また無症候性キャリアにも肝細胞がんが発生することがあり，肝炎の活動性が沈静化し，HBV-DNA量が十分低下しても肝がん発生の監視を継続する必要があります．

患者コミュニケーション

　各種HBVウイルスマーカーの結果を検討し個々の症例の病態を理解したうえで，肝機能の予後・発がんや他者への感染のリスク・治療法などの説明が必要となります．

専門医へのコンサルト

　急性感染は，ほとんど数カ月の経過にて治癒します．しかしHBV-DNA高値持続症例やALT値が再度上昇する症例では慢性化することがあります．また，持続性感染においては，ALTが低くとも，HBV-DNA値の変動のある症例や血小板の低い症例では治療の適応となる可能性があります．このような症例では専門医へのコンサルトが望ましいと考えられます．また，劇症化が予測される症例では早期に専門医にコンサルトすることが必要です．

文献
1) Matsumoto, A., et al. : Low serum level of hepatitis B core-related antigen indicates unlikely reactivation of hepatitis after cessation of lamivudine therapy. Hepatol Res, 37 (8) : 661-666, 2007
2) Chen, C.J., et al. : Hepatitis B virus DNA levels and outcomes in chronic hepatitis B. Hepatology, 49 (5 Suppl) : S72-S84, 20

〈田邊陽子〉

第1章 ■B型慢性肝炎

Q2 B型肝炎ワクチンはどのようにして使いますか？治療効果をどのように確認しますか？

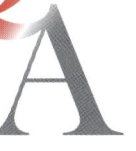

A B型肝炎ワクチンは，B型肝炎感染予防に用いられ，最終投与1カ月後にHBs抗体を測定して効果判定を行います．

1 B型肝炎ワクチンについて

　　B型肝炎（hepatitis B：HB）ワクチンは，B型肝炎ウイルス（HBV）の感染防御抗体（中和抗体）を生体に作らせることを目的とするワクチンです．現在日本で使われているワクチンは，遺伝子組み換え型で，大腸菌や酵母を用いて発現させたHBs抗原蛋白に免疫賦活剤（水酸化アルミニウムゲル，あるいは硫酸アルミニウムゲル）を吸着させたもので，不溶性であるため，液相に浮遊している沈降ワクチンです．

MEMO
　中和抗体とは，抗原が生体に対して毒性や感染力などの活性をもつとき，その抗原に結合して活性を減退または消失させる抗体のことです．

⚠ 注意
　HBワクチンは，沈降ワクチンのため，使用前にバイアルをよく振って，沈殿している有効成分（HBs抗原蛋白）を浮遊させることが大切です．使用前によく振らずに，有効成分を含まない上清のみ接種して抗体がつかないことがあります．

2 B型肝炎ワクチン接種対象

　　接種対象は下記の場合です．
❶B型肝炎への曝露の危険性の高い職種（医療従事者など）の曝露前予防
❷B型肝炎の母が出産した場合の母児感染予防
❸HBVキャリアの家族，婚約者など
　　ワクチン注射をする前に，まず血液検査でHBs抗原陰性，HBs抗体陰性であることを確かめます．

3 B型肝炎感染防止とHBs抗体価

　　B型肝炎は，感染源のHBV-DNAウイルス量が高ければ高いほど，曝露者の感染率は高まり，感染防御可能か否かは，ウイルス量と中和抗体の力価の関係で決まります．感染防御に有効なHBs抗体価は，一般には，10 mIU/mL（EIA法あるいはRIA法）とされています．

4　B型肝炎母児感染防止

1. 児に対する予防措置の適応について

　　HBe抗原陽性妊婦から生まれた児は，HBVの感染予防措置を行わないで放置した場合，ほぼ100％がHBVに感染し，そのうち85～90％が持続感染（キャリア化）します．また，HBe抗体陽性妊婦から児がキャリア化することは稀ですが，約10～15％にHBVの感染が起こります．母児感染によってキャリア化した児の10％は慢性肝炎に移行し，水平感染源ともなるため，B型肝炎の母から生まれた児を対象としてB型肝炎母子感染防止を行う必要があります．実際には，図2-1のような方法が確立しており，95％以上がキャリア化を防止することができます．稀に胎内感染していたり，HBワクチンによる抗体が獲得できない児も認められます．

MEMO ▶ HBIG投与について

　　HBIG（hepatitis B immune globulin，高力価HBs抗体含有ヒト免疫グロブリン）は，HBs抗体力価の高い供血者血液を原料としたγ-グロブリン製剤です．HBIGを筋肉注射すると，接種者のHBs抗体は48時間後にピークに達します．しかし，半減期（約2週間）が短く，4週以降にはHBs抗体価は測定限界以下となります．
　　HBVの母児感染は，通常分娩の際に起こるとされているため，出生後できるだけ早くHBIGを接種して血中HBs抗体価を上昇させる必要があります．

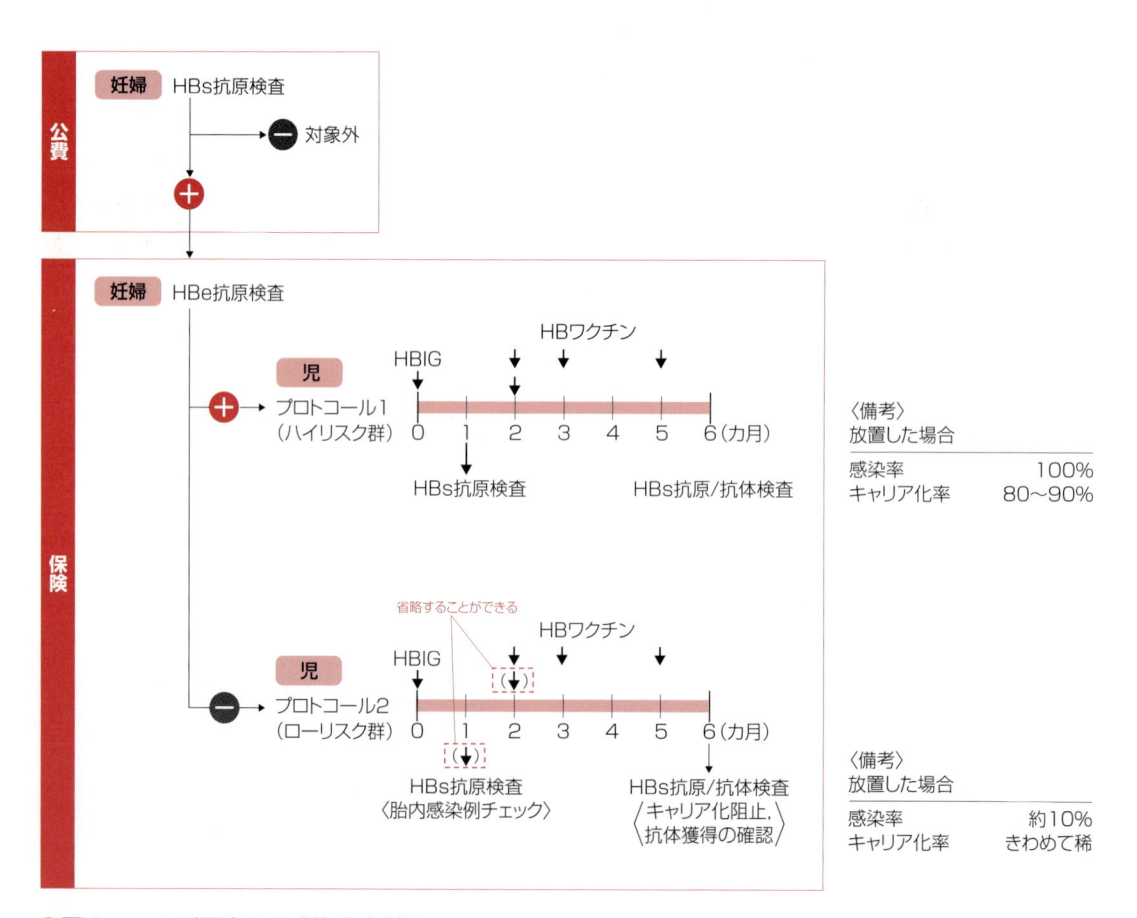

●図2-1　B型肝炎母子感染防止対策フローチャート
文献1から引用

2. B型肝炎感染防止効果判定

生後6カ月にHBs抗体検査を行い，HBIG，HBワクチンによる予防効果を確かめます．

子供の血中のHBs抗体価が不十分であったり，検出されなくなった場合には，図2-1に示した基本的なプログラムに加えて適宜HBIG，HBワクチンを追加投与して慎重に予防を行います．

5 医療従事者などのB型肝炎感染防止

HBワクチンは，**成人ではHBs抗原量に換算して1回量10μgを接種**します．接種は図2-2に従って行います．3回目の接種は，初回の接種から4〜5カ月目に行い，その1カ月後にHBs抗体検査を行ってワクチン効果の有無を確かめます．このプログラムに従ってHBワクチンを接種した場合のHBs抗体獲得率は95%を超えると報告されています．

> ⚠ 注意
> 年齢や喫煙，肥満の有無，免疫抑制状態によってワクチンに対する反応は低下します．

6 HBs抗体の低下，HBワクチンに対する低・無反応の場合

HBワクチンで抗体を取得しても，**3〜4年で抗体価は低下**してきます．1回ワクチンを追加接種すると，HBs抗体価は2〜3日以内に上昇します（booster reaction）．また，HBワクチン3回接種後，HBs抗体価が上昇しない，あるいは，低力価であった人は，**接種回数を増やす，ワクチンを倍量投与する（1回のみ追加接種），ワクチンの製剤を変更して投与する**などの方法でHBs抗体が上昇することがあります．

7 HBワクチンの副作用

HBワクチンに対する過敏症以外，これまでほとんど副作用は報告されていません．

ただし，稀な副作用を含めていわゆる事故が起きることを想定しておく必要があります．したがって，予防接種法施行規則に準拠して，**注射前に十分な問診と診察を行ってください**．HBIG，HBワクチンは予防接種法に基づく予防接種ではないので，同法による健康被害救済制度は適用されません．

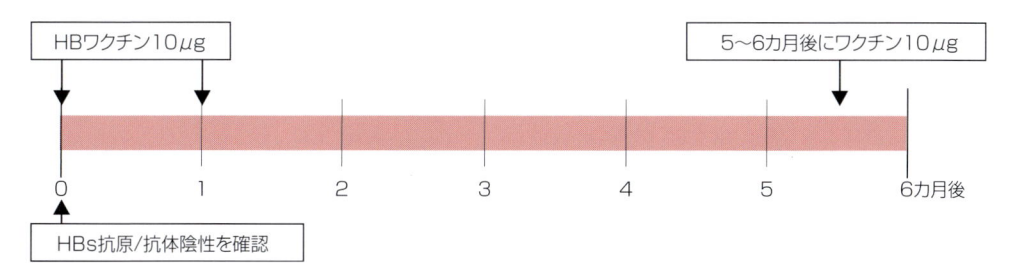

● 図2-2 HBワクチン予防投与スケジュール

患者コミュニケーション

HBワクチンの適応，接種の必要性について十分な理解を得たうえでワクチンを接種します．しかし，ワクチンによる抗体獲得率は100％ではなく，また獲得した抗体は永久的なものではなく，年々低下していくことの説明が必要です．

専門医へのコンサルト

HBワクチン接種の適応や投与法など判断に困る場合は，ワクチン接種歴のある肝臓専門医にコンサルトするのが望ましいと考えられます．

文献
1) 厚生労働省：「B型肝炎について（一般的なQ＆A）平成20年4月改訂（改訂第3版）」．厚生労働省ホームページ，2008
 http://www.mhlw.go.jp/bunya/kenkou/kekkaku-kansenshou09/faq_HepatitisB.html
 http://www.mhlw.go.jp/bunya/kenkou/kekkaku-kansenshou09/documents/faq_HepatitisB.pdf
2) 厚生労働省：「C型肝炎について（一般的なQ＆A）平成20年4月改訂（改訂第7版）」．厚生労働省ホームページ，2008
 http://www.mhlw.go.jp/bunya/kenkou/kekkaku-kansenshou09/faq_HepatitisC.html
 http://www.mhlw.go.jp/bunya/kenkou/kekkaku-kansenshou09/documents/faq_HepatitisC.pdf
3) 社団法人日本産婦人科学会母子保健部会：「B型肝炎母子感染防止対策の手引き 【医療機関向けパンフレット】 厚生省心身障害研究 ウイルス性肝疾患の母子感染防止に関する研究」．社団法人日本産婦人科学会ホームページ，2004
 http://www.jaog.or.jp/japanese/jigyo/boshi/HBs/tebikiD.htm
 http://www.jaog.or.jp/japanese/jigyo/boshi/HBs/tebikiDr.pdf
4) MMWR（morbidity and mortalityy weekly report）: A comprehensive immmunization strategy to eliminate transmission of hepatitis B virus infection in the united states: department of health and human survices center for Disease control and prevention, vol.55, 2006
 http://www.cdc.gov/mmwr/preview/mmwrhtml/rr5416a1.htm
5) Shaw, F. E. Jr., Rotes, J. M., et al : Effect o anatomic injection site, age, and smoking on the immune response to hepatitis B vaccination. Vaccine, 7 : 425-430, 1989
6) 「ウイルス肝炎感染対策ガイドライン 改訂III版 –医療機関内–」．（厚生省保健医療局エイズ結核感染症課，財団法人ウイルス肝炎研究財団，監），1995
7) 「慢性肝炎診療のためのガイドライン」．（社団法人日本肝臓学会，編），2007
 http://www.jsh.or.jp/medical/gudelines/book03.pdf

〈髙橋有香〉

第1章 ■B型慢性肝炎

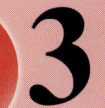

Q3 B型急性肝炎の最近の動向は？治療が必要な症例はどのようなものですか？

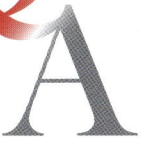

A 慢性化しやすい肝炎が増加しています．劇症化，遷延化に対して核酸アナログ製剤を使用します．

B型急性肝炎は一過性に終息する予後良好な疾患とされ，他の原因の急性肝炎と同様，安静と栄養管理が主な治療法でしたが，劇症化，遷延化例では抗ウイルス薬である核酸アナログ製剤の投与を検討しなければなりません．そのような症例を判断するには十分な観察によりその兆候を見逃さないことが最も大切で，genotypeの測定も有用とされています．病態にgenotype間で差があることが明らかとなってきているからです（genotype A，B，Cの違いは**Q4** 参照）．

1 genotype A の増加

HBVには8種類のgenotypeがありますが，日本では沖縄，東北などの地域でgenotype Bが認められる以外，genotype Cが広く蔓延しています．近年，本来欧米で認められていたgenotype Aによる肝炎が増加しており（**表3-1**），同typeによる肝炎は慢性化率が高い（10〜23％）ことから，genotype C，Bによる急性肝炎とは異なる対応が必要となります．genotype Aによる急性肝炎の臨床像は他のgenotypeと比較して血中ALT値が低くHBV-DNA量が高値で（**表3-2**），HBs抗原の消失までの期間が長く，慢性化率が高い原因は肝細胞障害が軽度であるためだと考えられています．首都圏ではgenotype Aの急性肝炎の場合，HIV（human immunodefficiency virus，ヒト免疫不全ウイルス）との重感染率が14.3％と高く，不特定の同性，異性との性交渉がHBV感染の原因であることとHIV陽性の同性愛者においてgenotype Aのキャリアが多いことが関係しています．わが国の献血者におけるHBV感染者のうちgeno-

●表3-1 B型急性肝炎におけるgenotype

発表年	発表者	症例数	地域	genotype (%)		
				A	B	C
2005	Yotsuyanagi, H., et al. [1]	145	全国9都道府県	19	5	75
2006	Ozasa, A., et al. [2]	301	全国14都道府県	14.3	14.6	67.4
2007	Sugauchi, F., et al. [3]	485	全国19都道府県	19	12	46
2008	山田典栄, 他 [4]	146	東京, 神奈川	46.5	11	41.1

●表3-2 genotypeによるALTとHBV-DNAの比較

	genotype A	genotype B	genotype C
急性肝炎 ALT値（IU/L）	1,953±898	2,685±789	2,737±1,390
急性肝炎 HBV-DNA量（log copies/mL）	6.1±1.6	4.9±2.1	5.0±1.4

文献4を参照作成

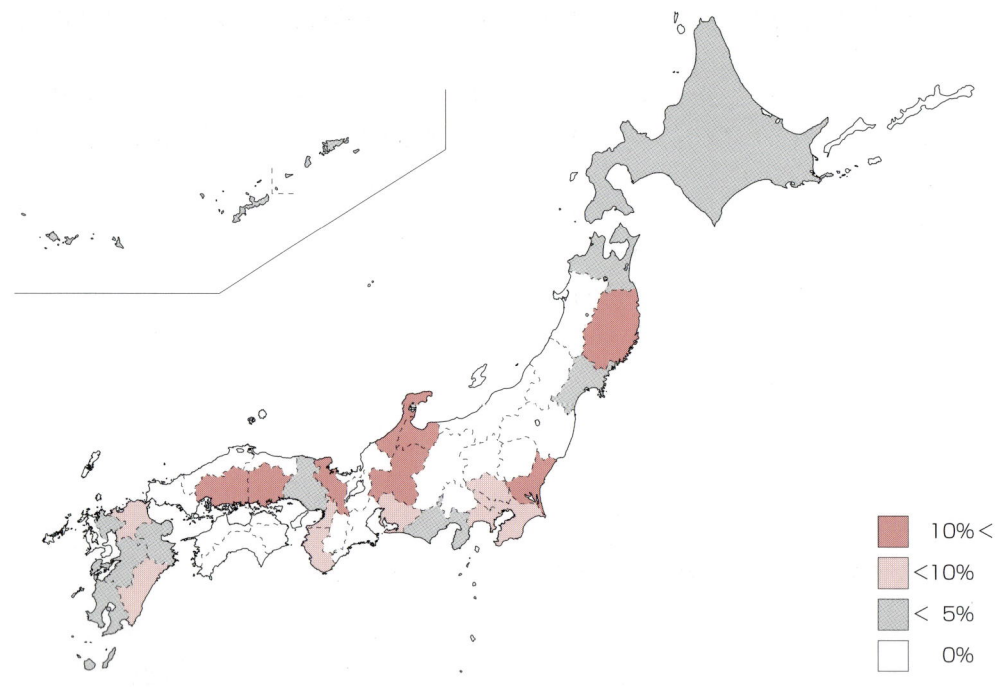

●図3-1 献血HBV陽性者におけるHBV genotype Aの頻度
文献5を参照作成

type Aの割合は5.6％であり，絶対数としては大都市に多く認められる傾向がありますが，地方においても10％以上を占める地域が存在することから，今後，急性B型肝炎の慢性化が全国的に問題となってくることが予想されます（図3-1）．

2 慢性化・遷延化のリスク

宿主側のリスクとして出産時，小児期の感染，HIV感染者などの免疫力が低下した症例，ウイルス側のリスクとして前述のgenotype Aやsubgenotype C2などが報告されていますが，地域また報告時期により相違を認めます．地域によって蔓延しているgenotypeが異なること，subgenotype間でも病態が異なること，ワクチンや核酸アナログ製剤の使用による影響などが考えられ，さらなる検討が必要です．

宿主側のリスクへの対応として母子感染は予防対策により激減していますが，小児期における父子感染は約10％と高く，ユニバーサルワクチンの導入が課題となっています．

HIV感染者へのHBVワクチン接種について感染予防効果が明らかでないとの報告もありますが，副作用が少ないことを考えると接種は推奨すべきでしょう．

3 どのような症例をエンテカビルで治療するか，いつまで治療するか？

エンテカビル（ETV）などの核酸アナログ製剤を使用するべき症例は劇症化，もしくは前述の慢性化の可能性がある症例です．B型急性肝炎からの劇症化率はこれまで2％前後とされてきましたが，日本における最近の報告では13％とするものもあり[2]，**常に劇症化に対する注意が必要**です．劇症化を示唆する所見は**ビリルビン値の上昇**，**プロトロンビン時間の延長**であり，

劇症化予知式での評価，および黄疸，肝性脳症などの症候を合わせて，核酸アナログ製剤の必要性を検討します．

前述の慢性化リスクの高い症例では症状，黄疸などの異常所見が正常化するまで，定期的な観察が必要で，**HBs抗原が発症後3カ月以上持続陽性であるなどの遷延化を認めた場合**，核酸アナログ製剤の使用が必要です．

その他，HBV感染以外に慢性的な肝障害を引き起こしうる別の原因（C型肝炎ウイルス感染，D型肝炎ウイルス感染など）をもつ症例や高齢者への使用も検討すべきとされています．治療終了時期については絶対的な基準はありませんが，2007年AASLD（American association for the study of liver diseases, 米国肝臓学会）のガイドラインでは**血中HBs抗原陰性化を確認するまでの治療が推奨**されています．

MEMO ▶ 核酸アナログ製剤のエビデンス

B型急性肝炎に対する核酸アナログ製剤の劇症化や慢性化に対する予防効果については，ラミブジン（LAM）に関していくつかの臨床研究報告がされていますが，現時点では最終的な結論は出ていません．製剤自体の副作用が少ない点を考慮すると上述のような症例には投与するべきですが，多くの症例が一過性に改善することをあわせて考えると全例に核酸アナログ製剤を使用する必要はもちろんありません．

⚠ **注意**

HBVとHIVに対して使用される核酸アナログ製剤には重なるものがあり，重感染者に対してHBVのみをターゲットとして単剤を使用した場合，HIVの耐性株の出現を誘導，その後のHIV治療を困難にします．必ず投与前にHIVの感染の有無を確認し，重感染者であればHIV専門医へのコンサルトが必要ですが，HIV感染者を発見し，HAART治療をできるだけ早く開始するために，核酸アナログを使用しない症例でもHIV抗体検査は可能な限り行うべきでしょう．

専門医へのコンサルト

核酸アナログ製剤使用にあたっては効果判定，終了時期の決定，耐性ウイルス出現時の対応など肝臓専門医による判断が必要なことが多く，投与時，および投与中に専門医との連携が必要です．

文献
1) Yotsuyanagi, H., et al. : Distinct geographic distributions of hepatitis B virus genotypes in patients with acute infection in Japan. J Med Virol, 77 : 39-46, 2005
2) Ozasa, A., et al. : Influence of genotypes and precore mutations on fulminant or chronic outcome of acute hepatitis B virus infection. Hepatology, 44 : 326-334, 2006
3) Sugauchi, F., et al. : Spatial and chronological differences in hepatitis B virus genotypes from patients with acute hepatitis B in Japan. Hepatol Res, 36 : 107-114, 2006
4) 山田典栄，他：首都圏におけるB型急性肝炎の実態と変遷—Genotype Aに焦点をあてて—．肝臓，49：553-559, 2008
5) 田中昌子，他：わが国の献血者におけるHBV genotypeの都道府県別分布．肝臓，50：320-323, 2009
6) Koibuchi, T., et al. : Predominance of genotype A HBV in an HBV-HIV-1 dually positive population compared with an HIV-1?negative counterpart in japan. J Med Virol, 64 : 435-440, 2001
7) Hyams, K. C. : Risks of chronicity following acute hepatitis B virus infection: a review. Clin Infect Dis, 20 : 992-1000, 1995
8) Zhang, H. W., et al. : Risk factors for acute hepatitis B and its progression to chronic hepatitis in Shanghai, China. Gut, 57 : 1713-1720, 2008
9) Tajiri, H., et al. : Molecular evidence of father-to-child transmission of hepatitis B virus. J Med

Virol, 79：922-926, 2007
10) Landrum, M. L., et al.：Hepatitis B vaccination and risk of hepatitis B infection in HIV-infected individuals. AIDS, 24：545-555, 2010
11) Lok, A. S. F., et al.：Chronic Hepatitis B. Hepatology, 45：507-539, 2007
12) Kumar, M., et al.：A randomized controlled trial of lamivudine to treat acute hepatitis B. Hepatology, 45：97-101, 2007
13) Yu, J. W., et al.：The study of efficacy of lamivudine in patients with severe acute hepatitis B. Dig Dis Sci, 55：775-783, 2010

〈山城　剛〉

第1章 ■B型慢性肝炎

Q4 B型肝炎ウイルスのプレコア変異，コアプロモーター変異，genotypeの測定意義は何ですか？

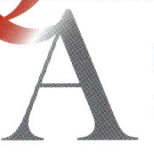

A HBe抗原のセロコンバージョンや，肝硬変・肝細胞がんの進展などの予測に有用です．

　HBVキャリアは，早期に肝硬変に進行し肝細胞がんに進展する例から，肝炎が沈静化した状態が続き病態がほとんど進行しない例までさまざまです．HBV genotypeや遺伝子変異により病態の進展の程度が異なっていることが知られており，病態の予測に有用です．

1 HBV genotypeと病態

　HBVのgenotypeは8%以上の構造の相違をもって決定しており，A–Hの8 typeに分けられます．日本では地域により多少異なりますが，genotype Cが80%以上を占め，genotype Bが約10%，genotype Aが数%，その他のgenotypeは稀です．genotypeにより予後は異なり，genotype BはCに比しセロコンバージョン（HBe抗原が陰性化し，HBe抗体が陽性となった状態）しやすく肝細胞がんになりにくいです．また，genotype Bはセロコンバージョン後，無症候性キャリアとなりやすく，genotype Cに比し経過良好例を多く認めます．しかしながら，劇症肝炎にはプレコア変異を伴ったgenotype Bを多く認め，急性肝炎例では注意が必要です．

　また，genotype BはCより，genotype AはDよりインターフェロンによる治療効果が良好であることが報告されています．核酸アナログ（ラミブジン，アデホビル，エンテカビル）に対する初期反応はgenotype間に大きな相違は認められません（表4-1）．

2 プレコア変異と病態

　HBVプレコア（nt1896）の変異によりHBe抗原の産生が抑制されるため，プレコア変異HBe抗原の有無と密接な相関があります．通常HBe抗原の陰性化に伴い，HBVプレコアは野生株から変異株に変化します．HBe抗原陽性例でプレコア変異を認める例はセロコンバージョ

● 表4-1　genotype Bとgenotype Cの比較

	genotype B	genotype C
HBe抗原陽性率	低い	高い
プレコア変異	多い	少ない
コアプロモーター変異	少ない	多い
組織進展度	軽い	重い
肝細胞がん	少ない	多い
治療反応性　インターフェロン	良好	不良
治療反応性　核酸アナログ（投与初期）	良好	良好

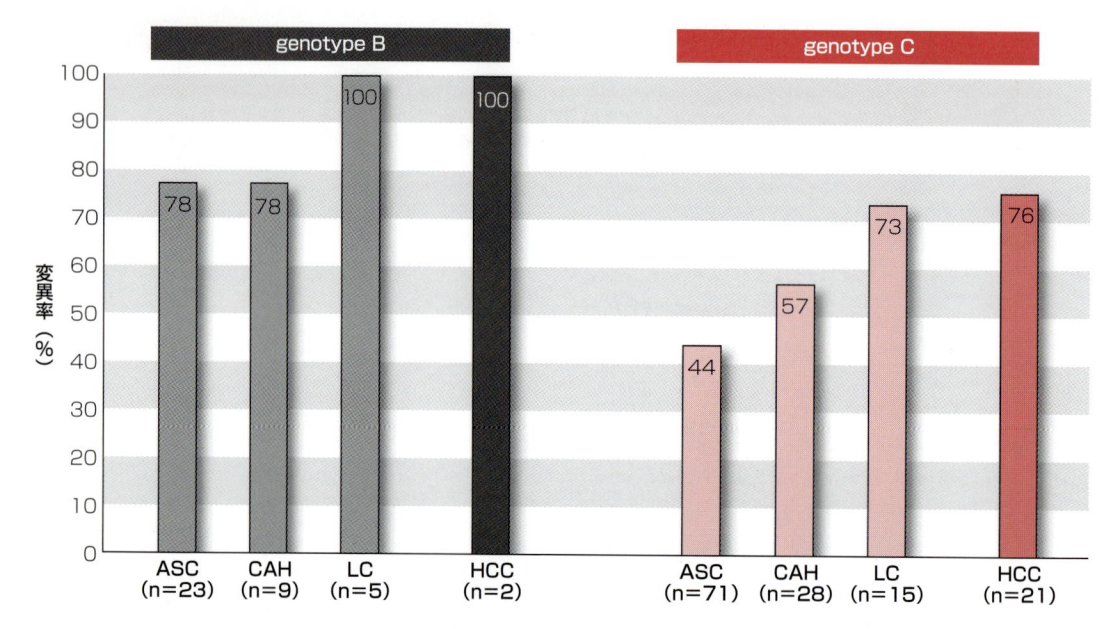

●図4-1　病態とプレコア変異（genotype別，HBe抗原陰性例）
ASC（asymptomatic carrier），CAH（chronic active hepatitis），LC（liver cirrhosis），HCC（hepatocellular carcinoma）

んしかかっている状態と考えられます．逆に，HBe抗原陰性化後もプレコア野生株のままの症例も認められますが，これらの症例は変異株例に比し予後良好なことが多いです．

また，genotypeとプレコア変異との相関をみると，genotype Bはgenotype Cに比しプレコア変異例が多く認められます．このことは，genotype Bがセロコンバージョンしやすい要因と考えられます．genotype Aはstem loopの構造上プレコア変異は生じにくくなっています（図4-1）．

急性肝炎では劇症化例にプレコア変異が多く認められその予測に有用です．

3 コアプロモーター変異と病態

HBV コアプロモーター（nt1762/1764）は幼少期（免疫寛容期）の無症候性キャリアのときは野生株ですが，肝炎を生じると変異株に徐々に変化します．その結果，肝線維化の進んだ症例や肝細胞がんの症例に多く認められます．genotypeとコアプロモーターとの相関をみると，genotype Cはgenotype Bでは変異の程度が大きく異なります．genotype Cはほとんどの症例でコアプロモーター変異を認めるのに対し（変異がないのは主に無症候性キャリア例），genotype Bはほとんどの症例でコアプロモーター変異を認めません（主に肝硬変や肝細胞がんなどの病態の進んだ症例にのみ変異例を認めます）（図4-2）．

MEMO ▶

プレコア変異は，通常，プレコア領域のnt1896の変異を，コアプロモーター変異は通常BCP（basic core promoter）領域のnt1762/1764のダブル変異（同時に変異していることが多い）のことを意味しています．

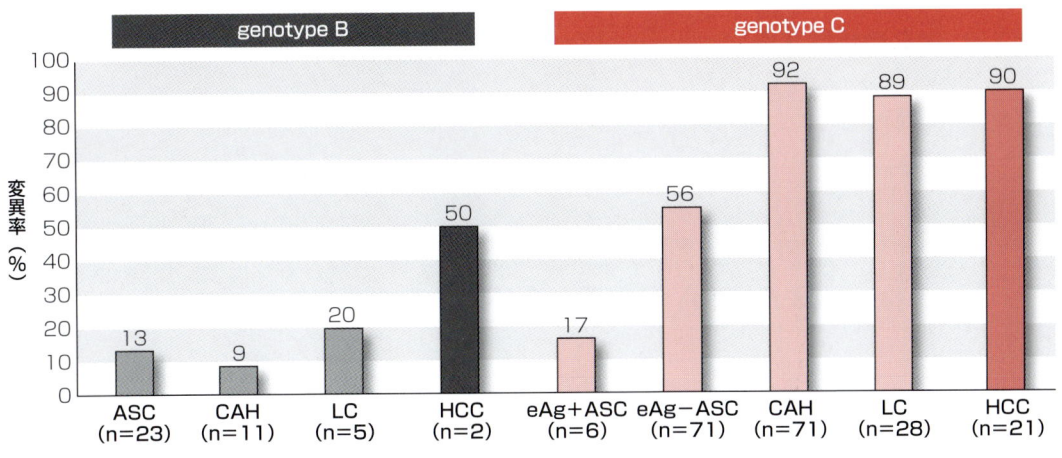

●図4-2 病態とコアプロモーター変異（genotype別）
eAg+（e antigen+，e抗原陽性），eAg−（e antigen−，e抗原陰性）

> ⚠ 注意
>
> プレコア変異（HBe抗原陰性例）やコアプロモーター変異はより病態の進んだ症例に多く認められますが，genotype間でその程度は異なっているため，その解釈にはgenotypeも考慮する必要があります．

患者コミュニケーション

HBV genotypeやプレコア・コアプロモーター変異の意義の解釈には，genotypeと変異の相関やHBe抗原の有無，急性肝炎例などによっても変化してくるため，患者ごとの状況に応じ説明する必要があります．

専門医へのコンサルト

HBV genotypeやプレコア・コアプロモーター変異の解釈については，病状・病期によって異なり，複数の結果を総合的に判断する必要があるため，肝臓専門医にコンサルトし理解しておく必要があります．

文献
1) Kao, J. H., et al. : Hepatitis B genotypes correrale with clinical outcomes in patients with chronic hepatitis B. Gastroenterology, 118 : 554-559, 2000
2) Kao, J. H., et al. : Hepatitis B genotypes and the response to interferon therapy. J Hepatol, 33 : 998-1002, 2000
3) Orito, E., et al. : Geographic distribution of hepatitis B virus (HBV) genotype in patients with chronic HBV infection in Japan. Hepatology, 34 : 590-594, 2001
4) Ozasa, A., et al. : Influence of genotypes and precore mutations on fulminant or chronic outcome of acute hepatits B virus infection. Hepatology, 244 : 326-334, 2006
5) Kobayashi, M., et al. : Precore wild-type hepatitis B virus with G1896 in the resolution of persistent hepatitis B virus infection. Intervirology, 46 : 157-163, 2003

〈渡邉秀樹〉

第1章 ■B型慢性肝炎

Q5 HBc抗体・HBs抗体のみが陽性の患者はどのような点に注意して診療すべきですか？

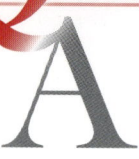

A 免疫抑制剤などの使用時にはHBV再活性化に注意し，HBV-DNA定量モニタリングをすべきです．

　これまで，HBs抗原が消失しHBs抗体やHBc抗体が出現するとB型肝炎は治癒したものと思われていました．つまり，患者に血液検査を行ったときに，HBs抗原が陰性でHBc抗体・HBs抗体のみが陽性の場合，従来ではHBV既往感染とされ経過観察は必要ないとされていたのです．しかし，HBs抗原が陰性であっても肝臓や末梢血単核球中では低レベルながらHBV-DNA複製が長期間持続することが明らかになっており[1, 2]，HBs抗原陰性でもPCR法でHBV-DNAが陽性となる症例をoccult HBVと呼ぶようになりました．その後，HBs抗原陰性症例（n=570）の肝移植後にHBV再活性化によるde novo肝炎（後述）がみられたことが報告され，ドナーやレシピエントがHBc抗体・HBs抗体陽性の場合は慎重に経過観察をすべきだという報告がなされました[3]．

　また，近年では化学療法や免疫療法の進歩に伴いさまざまな免疫抑制剤や抗がん剤が使用されるようになり，HBs抗原陰性の既往感染例に強力な免疫抑制剤などを投与するとHBV再活性化が起こり重症肝炎が発症することもあると報告されています[4]．**occult HBVやde novo B型肝炎は，適切な医療介入がなされないと致死的な重症肝炎や肝硬変・肝がんといった病態に進行する**ため，日常診療では十分な注意が必要です．

1 既往感染症例に経過観察は必要か？

　成人期にHBVに初感染した場合，通常は一過性感染の経過を呈し，30％程度が顕性となり急性肝炎を発症します．genotype Aの一部や免疫不全状態の場合は慢性化することもありますが，通常は自然経過でウイルスは排除され，HBs抗体が陽性となった時点で治癒と判断されます．HBVの持続感染者は世界中で4億人近く存在し，既往感染者はその5倍，20億人に上るといわれています．本邦の持続感染者は150万人ともいわれていますが，上記にあてはめると750万人近くが既往感染者ということになります．ここ数年genotype Aによる急性肝炎の頻度が増加し，若年者を中心としたHBV感染症の蔓延が危惧されるほどですから，HBV既往感染の症例数は今後さらに増加していくと思われます（**MEMO**▶参照）．

　さて，HBs抗原陰性でHBc抗体陽性の場合は，HBs抗体の有無にかかわらずHBV既往感染であることを示しています．このような既往感染の状態でも体内にHBVが潜伏感染していることが研究の結果明らかになりました[5, 6]．健常者では臨床上全く問題は生じませんが，何らかの要因により免疫能が低下するとHBVが再増殖し，B型肝炎が再燃することがあるので注意が喚起されています．したがって，免疫抑制剤や抗がん剤などの使用に際しては**HBs抗原，HBs抗体とともにHBc抗体をできるだけ感度の高い方法で測定する**と同時に，**患者がすでに免疫抑制状態にある場合には抗体が検出されないこともあるので，HBV-DNA定量まで行うことが望**

ましいと思われます．また，免疫抑制剤などを使用している間は**HBV-DNA定量モニタリングによりHBV再活性化の有無を経時的にチェックする**ことが推奨されています．

> **MEMO** ▶
>
> HBVキャリアの感染経路は垂直感染と水平感染に大別されます．垂直感染はいわゆる周産期の母子感染，水平感染は宿主の免疫システムが未熟な乳幼児期の感染ですが，いずれも衛生・医療環境の改善とともに減少しています．しかし，わが国におけるB型急性肝炎の発生頻度は減少していません．1989年にHBc抗体スクリーニングが導入されてから輸血後B型肝炎は著減する一方，性行為感染によるB型急性肝炎は依然変わらず，ここ数年は慢性化しやすいgenotype Aによる頻度が上昇してきております．成人であってもB型急性肝炎の診療においては十分な経過観察が必要なのです．

2 化学療法における de novo B型肝炎

前述のように，移植後やB細胞表面抗原CD20に対する抗体であるリツキシマブなど強力な免疫抑制剤の使用により，既往感染例からもHBV再活性化により重症肝炎が発症することが報告されde novo肝炎とよばれています．厚生労働省の研究班が実施している全国調査でもde novo肝炎は通常のB型肝炎より劇症化する頻度が高率で，死亡率が高いことが明らかになっています[7]．また，本邦においてここ数年，特に悪性リンパ腫に対するリツキシマブとステロイドを併用したR-CHOP治療例からの劇症化やde novo B型肝炎が増加傾向にあり，予後不良であったことが報告され，早急なHBV再活性化対策が重要と考えられています．厚生労働省の研究班が作成したガイドラインでは**治療導入症例では全例HBs抗原，HBc抗体，HBs抗体に関して，感度のよいCLIA法で測定し，HBV-DNA定量によるモニタリングを慎重に行ったうえで，HBV-DNAが陽性の場合は核酸アナログの予防投与をすること**となっています．詳細は学会誌「肝臓」の特別寄稿にありますのでご参照ください（**図5-1**）[8]（⚠注意参照）．

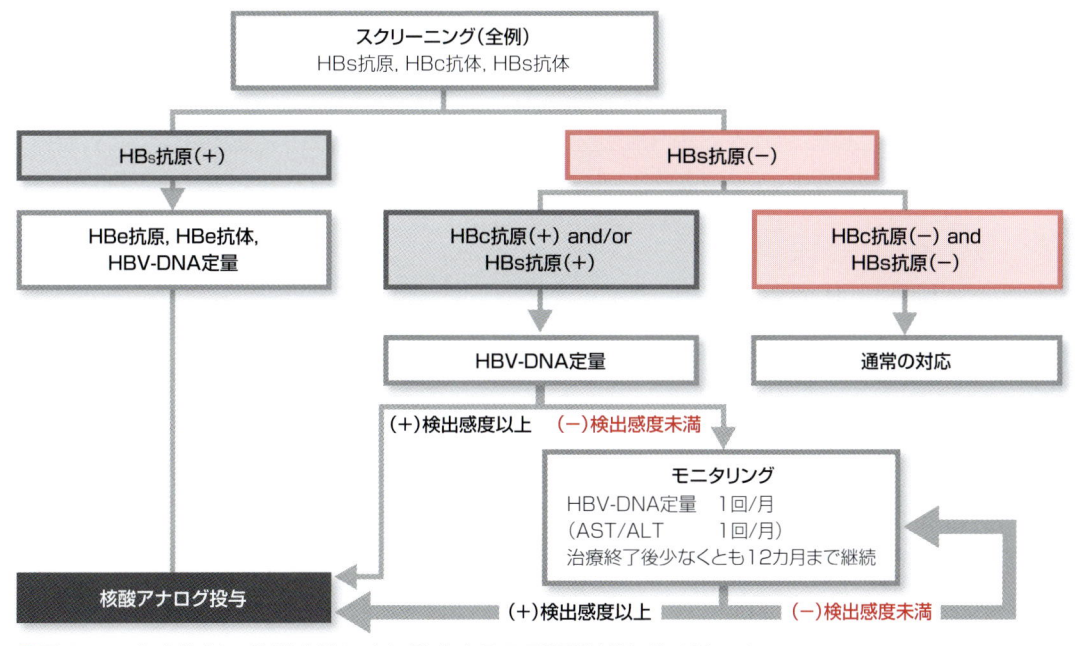

●**図5-1 免疫抑制・化学療法により発症するB型肝炎対策ガイドライン**
血液悪性疾患に対する強力な免疫抑制・化学療法中あるいは終了後にHBV再活性化によるB型肝炎が発症し，劇症化する例もあることから，厳重な注意が必要です．その他の疾患においても治療によるHCV再活性化のリスクを考慮して対応する必要があります．
文献8から転載，一部改変

● 表5-1 de novo HBV肝炎症例の臨床経過

2log以上のHBV-DNA上昇が検出されてからde movo肝炎が発症するまで(週)	リツキシマブ+ステロイド併用治療群	Peak ALT (μ/L)	Peak BII (μmol/L)	Peak PT (sec)	HBVマーカー			転帰
					HBsAg	HBeAg	Anti-HBe	
12	○	400	791	>110	+	+	−	肝不全死
20	○	154	13	12	+	+	−	合併症死亡(肺炎)
20	○	279	23	13	+	+	−	原疾患による死亡
17	○	400	14	12	+	−	+	生存
28	○	403	10	12	+	−	+	生存
17	○	2,208	200	24	+	+	−	生存
23	○	1,680	74	21	+	+	−	生存
22	×	419	19	12	+	+	−	生存

文献4から転載，翻訳，一部改変

　本邦におけるHBc抗体・HBs抗体陽性の既往感染例の頻度は高率であることより，すべての症例に核酸アナログの予防投与をするのは医療経済的にも困難ですが，Huiらの報告ではHBV-DNAが陽性化してから肝炎が発症するまでの期間は12～28週(平均18.5週)であったことが報告されています（**表5-1**）[4]．このことから，治療中はHBV-DNAを毎月モニタリングし，検出感度以上になった時点で直ちに核酸アナログの投与をすることで肝炎の重症化は予防できると期待されます．今後の症例集積が待たれるところです．

> ⚠ 注意
> 　核酸アナログはわが国ではラミブジン，アデホビル，エンテカビルが保険適用となっていますが，投与後すぐにHBV-DNAが低下するわけではありません．また耐性ウイルスの問題もありますので，核酸アナログ投与にあたっては肝臓専門医にコンサルトすることが望ましいと思われます．HBV感染症に関しては近年ますます新たな知見が集積されており，日常診療においても日進月歩の時代なのです[12]．

3 occult HBVによる発がんのリスクは？

　肝発がん機構に関しては国内外で多くの研究がなされ，肝炎ウイルス産物によるがん化作用や，持続感染に伴う慢性炎症やストレスががん化にいかに関与しているか種々の報告がなされていますが，occult HBVに関してはHCVとの共感染でHCCのリスクが高いことが報告されています[9, 10]．

　Fattovichらの報告では，HCV陽性患者のHCCの実に半数が血清中あるいは肝組織からHBV-DNAが検出されたoccult HBVであったことが報告されており[10]，HCV単独感染に比べてHBV共感染症例では2倍以上HCC発症リスクが高いとの報告もあります[11]．これらのことから**occult HBVあるいは既往感染症例でもHCVとの共感染では十分な経過観察が必要**と考えられます．

患者コミュニケーション

　HBV既往感染の場合，通常臨床的に問題となることはありませんが，何らかの要因により免疫能が低下するとHBVが再増殖し，B型肝炎が再燃することがあり，重症肝炎になる危険性もあるため注意が必要です．特に免疫抑制剤や抗がん剤などの使用に際しては致死的肝炎を発症する可能性もありますので，定期的な通院や検査が必要であることを，十分に患者にお話しす

る必要があります．

専門医へのコンサルト

免疫抑制剤や抗がん剤などの治療導入に際しては全例HBs抗原，HBc抗体，HBs抗体に関して，感度のよいCLIA法で測定すること，また患者がすでに免疫抑制状態にある場合には抗体が検出されないこともあるので，HBV-DNA定量まで行うことが望ましいと思われます．HBs抗原陽性例は肝臓専門医へコンサルトしてください．また，治療中はHBV-DNA定量によるモニタリングを月1回行い，HBV-DNAが検出感度以上になった時点で直ちに核酸アナログ投与が必要のため，すぐに肝臓専門医へコンサルトすることが必要です．

文献
1) Fong, T. L., Dibisceglie, A. M., Gerber, M. A., Waggoner, J. G.& Hoofnagle, J. H.：Persistence of hepatitis-B virus-DNA in the liver after loss of HBsAg in chronic hepatitis-B. Hepatology, 18：1313-1318, 1993
2) Kuhns, M., McNamara, A., Mason, A., Campbell, C. & Perrillo, R.：Serum and liver hepatitis-B virus-DNA in chronic hepatitis-B after sustained loss of surface-antigen. Gastroenterology, 103：1649-1656, 1992
3) Roche, B., Samuel, D., Gigou, M., Feray, C., Virot, V., Schmets, L., David, M. F., Arulnaden, J. L., Bismuth, A., Reynes, M. & Bismuth, H.：De novo and apparent de novo hepatitis B virus infection after liver transplantation. Journal of Hepatology, 26：517-526, 1997
4) Hui, C. K., Cheung, W. W. W., Zhang, H. Y., Au, W. Y., Yueng, Y. H., Leung, A. Y. H., Leung, N., Luk, J. M., Lie, A. K. W., Kwong, Y. L., Liang, R.& Lau, G. K. K.：Kinetics and risk of de novo hepatitis B infection in HBsAg-negative patients undergoing cytotoxic chemotherapy. Gastroenterology, 131：59-68, 2006
5) Mason, A. L., Xu, L. Z., Guo, L. S., Kuhns, M. & Perrillo, R. P.：Molecular basis for persistent hepatitis B virus infection in the liver after clearance of serum hepatitis B surface antigen. Hepatology, 27：1736-1742, 1998
6) Yuki, N., Nagaoka, T., Yamashiro, M., Mochizuki, K., Kaneko, A., Yamamoto, K., Omura, M., Hikiji, U. & Kato, M.：Long-term histologic and virologic outcomes of acute self-limited hepatitis B. Hepatology, 37：1172-1179, 2003
7) Umemura, T., Tanaka, E., Kiyosawa, K. & Kumada, H.：Japan de Novo Hepatitis BRG. Mortality secondary to fulminant hepatic failure in patients with prior resolution of hepatitis B virus infection in Japan. Clinical Infectious Diseases, 47：E52-E56, 2008
8) 坪内博仁，他：免疫抑制・化学療法により発症するB型肝炎対策 ―厚生労働省「難治性の肝・胆道疾患に関する調査研究」班，劇症肝炎分科会および「肝硬変を含めたウイルス性肝疾患の治療の標準化に関する研究」班合同報告―．肝臓，50（1）：38-42, 2009
9) Brechot, C.：Pathogenesis of hepatitis B virus-related hepatocellular carcinoma: Old and new paradigms. Gastroenterology, 127：S56-S61, 2004
10) Fattovich, G., Stroffolini, T., Zagni, I. & Donato, F.：Hepatocellular carcinoma in cirrhosis: Incidence and risk factors. Gastroenterology, 127：S35-S50, 2004
11) Chiba, T., Matsuzaki, Y., Abei, M., Shoda, J., Aikawa, T., Tanaka, N. & Osuga, T.：Multivariate analysis of risk factors for hepatocellular carcinoma in patients with hepatitis C virus-related liver cirrhosis. Journal of Gastroenterology, 31：552-558, 1996
12) Hoofnagle, J. H.：Reactivation of Hepatitis B. Hepatology, 49：S156-S165, 2009

〈中川美奈〉

第1章 ■ B型慢性肝炎

Q6 HBVとHIVの重複感染はどのように治療すべきですか？

A AIDS発症の場合やB型肝炎に対する治療適応がある場合は，両方に効果のある治療薬の組み合わせが必要です．核酸アナログ製剤を単剤で投与してはいけません．

1 重複感染の疫学

世界ではHBV・HIVの重複感染者はHIV感染者の10％程度[1]，日本では6％前後と報告されています[2]．世界的に推進されているHBVのユニバーサルワクチン（出生時の全例HBワクチン接種）は検討されているものの，現時点では国内のワクチン接種率は未だ低く，水平感染によるHBV・HIVの重複感染は今後も増加し続ける可能性があります．

2 重複感染の特徴

HBV感染はHIV感染を合併している場合，**B型慢性肝炎への移行率が高く，肝硬変・肝がんへの進展率が高い**ことが知られています[3,4]．また，近年genotype AのHBV水平感染が若年層を中心に増加しており，もともとわが国の多くを占めていたgenotype CおよびBと比較して慢性化率が高いとされているgenotype Aの増加にも注意が必要です．さらにHIVに対するHAART療法（highly active anti retroviral therapy：抗HIV薬を複数投与し，AIDSの発症を防ぐ治療法）の向上により，HIV感染者における肝疾患は予後の観点からも重要になってきています．

3 HBV・HIV重複感染の治療適応および治療

1. 治療適応

HIV・HBV重複感染者における治療適応基準は**表6-1**のようになります．

HBVに対する治療適応は別稿（**Q7**）を参照してください．現在HIVに対する治療基準は，①AIDS（acquired immune deficiency syndrome，後天性免疫不全症候群）を発症（日和見感染などをすでに発症・HIV関連腎症を合併）している場合，②CD4陽性Tリンパ球が350/μL以下の場合となっています．

HBVに対する抗ウイルス療法が必要で，HIVに対する治療が不要な場合は，HBV・HIVともに耐性を生じることがないインターフェロン製剤が望ましいですが，国内で使用できるインターフェロンαでは効果が不十分なこともあります．その際に，HIVに対する治療が不要な段階でのHAART療法導入の是非については未だ結論が出ていません．

2. 治療

HBVに対する国内で保険承認された治療薬はラミブジン・アデホビル・エンテカビルの3

●表6-1　HBV・HIV重複感染の治療適応

HBVに対する治療	HIVに対する治療	推奨される治療
不要	必要	抗HBV作用をもった2剤以上の薬剤を含むHAARTの導入
必要	必要	
必要	不要	海外：PEG-IFNα 国内：IFNα

●表6-2　HBVに有効な核酸系抗ウイルス薬

薬剤	野生型HBV	YMDD変異	HIV治療での使用
ラミブジン(3TC)	有効	無効	あり
アデホビル(ADV)	有効	有効	なし
エンテカビル(ETV)	有効(0.5mg)	有効(1mg)	なし
エムトリシタビン(FTC)	有効	無効	あり
テノホビル(TDF)	有効	有効	あり
telbivudine	有効	無効	なし

保険適用外も含む．単独使用は不可．telbivudineは日本未承認（2010年10月現在）．
文献8から転載，翻訳

種類です（保険承認薬以外も含めると表6-2のようになります）．このうちラミブジン・エンテカビルについてはHIVの耐性変異を生じうることが報告されており[5,6]，HBV感染に対する治療を開始する際にはどのような患者であっても**常にHIVの併存有無を確認する必要**があります．また，アデホビルについては抗HIV薬テノホビルと同様の構造であることから，理論的には耐性変異を誘導する可能性があると報告されている[7]ため，**単独使用はやはり好ましくありません**．

治療を中止しなければならない場合は中止後に肝炎の再燃・重症化が報告されており，**1～2週間ごとに肝機能のチェックを行うなどの厳重な経過観察が必要**です．

治療の目標はHBe抗原のセロコンバージョン・ウイルス量の抑制，ひいては肝硬変・肝がんへの進展抑止ですが，明確な治療のゴールはなく，HBV単独感染と同様，**現状では中途で治療を終了することはできない**と考えられています．

> **MEMO**
> HAART開始後に免疫再構築の結果として一時的なトランスアミナーゼ上昇がみられることがあります．このため，治療開始直後は肝障害の程度と肝炎マーカーを注意深くモニターする必要があります．

> **⚠ 注意**
> HIV未確認者におけるHBV単剤治療は不可です．エンテカビルを含むすべての核酸系抗ウイルス薬はHIV重複感染時には単独使用できません．

患者コミュニケーション

長期的な治療戦略が重要であり，いつ・どちらに対して治療を開始するかを適切に判断する必要があります．また，感染予防についても認識する必要があります．

専門医へのコンサルト

　HIV治療薬の選択とHBV治療適応の選択は，双方の耐性誘導の可能性を考えながら慎重に行う必要があり，肝臓専門医・感染症専門医の協力が必要です．治療のフォローアップについても両面から必要であり，特にHIVがコントロールされている場合は肝臓合併症（肝硬変・肝がん）が予後に直結するため，画像検査も含めた定期的な診察が必要です．

文献
1) Soriano, V., Puoati, M., Peters, M., et al. : Care of HIV patients with chronic hepatitis B: updated recommendations from the HIV-Hepatitis B VirusInternational Panel. AIDS, 22 : 1399-1410, 2008
2) Koike, K., et al. : Prevalence of hepatitis B virus infection in Japanese patients with HIV. Hepatol Res, 38 : 310-314, 2007
3) Puoti, M., et al. : Natural history of chronic hepatitis B co-infected patients. J Hepatol, 44 : 65-70, 2006
4) Puoti, M., et al. : Hepatocellular carcinoma in HIV-infected patients: epidemiological features, clinical presentation and outcome. AIDS, 18 : 2285-2293, 2004
5) Benhamou, Y., Bochet, M., Thibault, V., et al. : Long-term incidence of hepatitis B virus resistance to lamivudine in human immunodeficiency virus-infected patients. Hepatology, 30 : 1302-1306, 1999
6) McMahon, M. A., Jilek, B. L., Brennan, T. P., et al. : The HBV Drug Entecavir ? Effects on HIV-1 Replication and Resistance. N Engl J Med, 356 : 2614-2621, 2007
7) Sheldon, J., Corral, A, Rodes, B., et al. : Risk of selecting K65R in antiretroviral-naive HIV-infected individuals with chronic hepatitis B treated with adefovir. AIDS, 19 : 2036-2038, 2005
8) Peters, M. G. : Diagnosis and management of hepatitis B virus and HIV coinfection. Top HIV Med, 15（5）: 163-166, 2007

〈安井　豊〉

第1章 ■B型慢性肝炎

Q7 B型肝炎治療の適応基準：どのような患者を治療すべきですか？

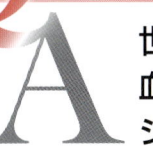

A 世界の各種機関からさまざまなガイドラインが出されていますが，血清ALT（GPT）値・線維化の程度・HBV-DNA量・セロコンバージョンの有無などにより治療適応を決定することが一般的です．

B型慢性肝炎の治療（抗ウイルス療法）適応・治療方針に関しては，さまざまな指標により層別化されたガイドラインが種々の機関から出されています．

1 本邦のガイドライン

日本では，厚生労働省研究班の研究結果（B型およびC型肝炎ウイルスの感染者に対する治療の標準化に関する臨床的研究）に基づいて，ガイドラインが年度ごとに改定されています（表7-1）．B型肝炎の自然経過の理解が進み，HBV-DNA量が肝硬変や肝がんへの進行を促進することや，ALTが低値でも発がんリスクがあることが明らかになりました．それに伴い，治療適応基準も拡大傾向にあることに注意が必要です．

このガイドラインにおいては，まず**血清ALT値が≧31 IU/L**の場合に抗ウイルス療法が考慮されます（ただし35歳以上では，F2以上の進行例に限って，ALT＜31 IU/Lでもウイルス増殖が持続する症例は治療対象）．**慢性肝炎では，HBe抗原陽性かつHBV-DNA≧5 log copies/mLである症例，HBe抗原陰性かつHBV-DNA≧4 log copies/mLである症例**が抗ウイルス療法の適応となり，**肝硬変ではHBV-DNA≧3 log copies/mL**である症例が抗ウイルス療法の適応となります．肝細胞がん治療後の症例も治療適応になるので注意が必要です．なお，高齢者やHBe抗原陰性例，抗ウイルス剤の投与が難しい例では肝庇護療法〔SNMC（stronger neo minophagen C®，強力ネオミノファーゲンシー®），UDCA（ursodeoxycholic acid，ウルソデオキシコール酸）など〕で経過をみることも可能であるとされています．

MEMO ▶
ガイドラインには肝硬変患者・肝細胞がん治療後患者への抗ウイルス療法による治療介入が明記されています．これらの症例においても，核酸アナログの治療を行いHBV-DNAを低下させ再発予防をめざすことを考慮する必要があります．

2 海外のガイドライン（代表的なもの）

海外の各機関から出されているガイドラインにおける抗ウイルス療法の適応（表7-1）は，それぞれにいくつかの異なる点を有してはいるものの，血清ALT値，HBe抗原，HBV-DNA量，肝線維化の程度によって規定されている点で共通する部分もあります．また，日本のガイドラインと比べても類似する部分が多く見受けられます．

米国肝臓学会（AASLD）のガイドラインでは，ALTが正常上限の2倍以上が治療基準ですが，1〜2倍でも40歳以上で肝がんの家族歴があれば肝生検を行い，炎症の線維化があれば治療すべきとしています．

アジア太平洋肝臓学会（APASL）のガイドラインも，ALTが正常2倍以上が治療基準です

● 表 7-1　日本と海外 3 学会のガイドラインにおける治療適応の比較検討

1. 厚生労働省ガイドライン（2010）

HBe 抗原陽性	ALT ≦ 30	31 ≦ ALT ≦ 40	41 ≦ ALT ≦ 80	80 < ALT
HBV-DNA ≧ 5 log copies/mL		適応	適応	適応
HBV-DNA ≧ 4 log copies/mL			適応	適応
HBV-DNA < 4 log copies/mL				

HBe 抗原陰性	ALT ≦ 30	31 ≦ ALT ≦ 40	41 ≦ ALT ≦ 80	80 < ALT
HBV-DNA ≧ 4 log copies/mL		適応	適応	適応
HBV-DNA < 4 log copies/mL				

肝硬変	ALT ≦ 30	31 ≦ ALT < 40	41 ≦ ALT ≦ 80	80 < ALT
HBV-DNA ≧ 4 log copies/mL	適応	適応	適応	適応
HBV-DNA ≧ 3 log copies/mL	適応	適応	適応	適応
HBV-DNA < 3 log copies/mL				

■ 適応　　　　　　　　　　　　　　　　　　　文献 1 から引用，一部改変

2. AASLD によるガイドライン（2009）

HBe 抗原陽性	ALT ≦ 30	31 ≦ ALT ≦ 40	41 ≦ ALT ≦ 80	80 < ALT
HBV-DNA ≧ 5 log copies/mL			肝生検にて moderate-severe	適応
HBV-DNA ≧ 4 log copies/mL				
HBV-DNA < 4 log copies/mL				

HBe 抗原陰性	ALT ≦ 30	31 ≦ ALT ≦ 40	41 ≦ ALT ≦ 80	80 < ALT
HBV-DNA ≧ 4 log copies/mL			肝生検にて moderate-severe	適応
HBV-DNA < 4 log copies/mL				

肝硬変	ALT ≦ 30	31 ≦ ALT < 40	41 ≦ ALT ≦ 80	80 < ALT
HBV-DNA ≧ 4 log copies/mL	適応	適応	適応	適応
HBV-DNA ≧ 3 log copies/mL				適応
HBV-DNA < 3 log copies/mL				

■ 肝生検にて moderate–severe inflammation or significant fibrosis が適応　　■ 適応　　文献 2 から引用，一部改変

3. EASL によるガイドライン（2009）

HBe 抗原陽性	ALT ≦ 30	31 ≦ ALT ≦ 40	41 ≦ ALT ≦ 80	80 < ALT
HBV-DNA ≧ 5 log copies/mL	肝生検にて A2 and/or F2 以上が適応	肝生検にて A2 and/or F2 以上が適応	適応	適応
HBV-DNA ≧ 4 log copies/mL	肝生検にて A2 and/or F2 以上が適応	肝生検にて A2 and/or F2 以上が適応	適応	適応
HBV-DNA < 4 log copies/mL				

HBe 抗原陰性	ALT ≦ 30	31 ≦ ALT ≦ 40	41 ≦ ALT ≦ 80	80 < ALT
HBV-DNA ≧ 4 log copies/mL	肝生検にて A2 and/or F2 以上が適応	肝生検にて A2 and/or F2 以上が適応	適応	適応
HBV-DNA < 4 log copies/mL				

肝硬変	ALT ≦ 30	31 ≦ ALT < 40	41 ≦ ALT ≦ 80	80 < ALT
HBV-DNA ≧ 4 log copies/mL	適応	適応	適応	適応
HBV-DNA ≧ 3 log copies/mL	適応	（HBV DNA positive であれば）	適応	適応
HBV-DNA < 3 log copies/mL	適応	適応	適応	適応

■ 肝生検にて A2 and/or F2 以上が適応　　■ 適応　　文献 3 から引用，一部改変

4. APASL によるガイドライン（2008）

HBe 抗原陽性	ALT ≦ 30	31 ≦ ALT ≦ 40	41 ≦ ALT ≦ 80	80 < ALT
HBV-DNA ≧ 5 log copies/mL	肝生検にて moderate inflammation or significant fibrosis, 40 歳以上が適応	肝生検にて moderate inflammation or significant fibrosis, 40 歳以上が適応	肝生検にて moderate inflammation or significant fibrosis, 40 歳以上が適応	適応
HBV-DNA ≧ 4 log copies/mL				
HBV-DNA < 4 log copies/mL				

HBe 抗原陰性	ALT ≦ 30	31 ≦ ALT ≦ 40	41 ≦ ALT ≦ 80	80 < ALT
HBV-DNA ≧ 4 log copies/mL		肝生検にて moderate inflammation or significant fibrosis, 40 歳以上が適応	肝生検にて moderate inflammation or significant fibrosis, 40 歳以上が適応	適応
HBV-DNA < 4 log copies/mL				

肝硬変	ALT ≦ 30	31 ≦ ALT < 40	41 ≦ ALT ≦ 80	80 < ALT
HBV-DNA ≧ 4 log copies/mL	適応	適応	適応	適応
HBV-DNA ≧ 3 log copies/mL	（非代償性であればウイルス量に関係なく治療適応）			
HBV-DNA < 3 log copies/mL				

■ 肝生検にて moderate inflammation or significant fibrosis, 40 歳以上が適応　　■ 適応　　文献 4 から引用，一部改変

註：厚生労働省のガイドライン[1]を基準とし，その枠組みにおける海外 3 学会のガイドラインの治療適応を示した

が，肝生検で炎症と線維化があればALTが2倍以下でも治療適応としています．

　ヨーロッパ肝臓学会（EASL）のガイドラインでは，ALTが正常上限以上であれば治療適応で，またHBV-DNAもHBe抗原陽性では5 logではなく，4 log以上で治療適応としており，最も広い範囲が治療適応となります．また，肝生検で炎症と線維化があれば，ALT値にかかわらず治療適応です．

　肝硬変の治療基準は，AASLDとAPASLはHBV-DNAが4 log以上，日本では3 log以上，EASLでは量にかかわらず陽性であれば治療適応です．ただし，AASLDではALTが正常の2倍以上であれば，4 log未満でも治療適応です．ALTについては，AASLDは正常上限以上，日本は31以上ですが，EASL，APASLはALT値にかかわらず治療適応です．

　このように各国のガイドラインとも肝硬変では慢性肝炎よりも治療適応の基準が広くなっています．

MEMO ▶

　現在，日本では3種類の核酸アナログ（ラミブジン，アデホビル，エンテカビル）が保険適用となっていますが，核酸アナログによる治療対象として，B型急性肝炎重症例に対して劇症化阻止を目的とする場合，および，免疫抑制剤の投与やがん化学療法を要するHBVキャリアなどの患者に対して肝炎再燃防止を予防するための前投与，なども知られています．

⚠ 注意

　B型慢性肝炎の治療ガイドラインは常にアップデートされており，治療適応がしばしば変更されています．最新の情報に常に気を配る必要があります．

患者コミュニケーション

　B型慢性肝炎の治療は重篤な副作用をきたすことがあり，また治療期間も長期間に及ぶ場合があります．加えて，治療費用はときとして非常に高額になるので，ガイドラインだけに固執するのではなく，患者の病状・希望をきちんと取り入れたうえで治療方針を決定する必要があります．

専門医へのコンサルト

　B型慢性肝炎の治療適応はガイドラインごとに異なっており，相対的なものであるがゆえ，判断に迷う症例，あるいは肝生検が必要と思われる症例は，一度専門医へコンサルトすることが望ましいと思われます．

文献
1) 「厚生労働省研究班によるB型慢性肝炎の治療ガイドライン（2010年3月改訂）　表5-9」．社団法人日本肝臓学会ホームページ，2010
http://www.jsh.or.jp/medical/documents/HBV5-9.pdf
2) Lok, A. S., et al. : Chronic hepatitis B: update 2009. Hepatology, 50 : 661, 2009
3) European Association for the Study of the Liver : EASL Clinical Practice Guidelines: Management of Chronic Hepatitis B. J Hepatol, 50 : 227-242, 2009
4) Yun, F. L., et al. : Asian-Pacific consensus statement on the management of chronic hepatitis B: a 2008 update. Hepatol Int, 2 : 263-283, 2008

〈田中智大〉

第1章 ■ B型慢性肝炎

Q8 HBV陽性で肝機能正常者はどのようにフォローすべきですか？

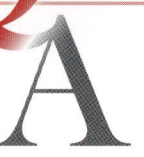

A 1回の検査で肝機能が正常でも，間歇的にALT値が上昇するHBe抗原陰性の慢性肝炎の可能性があります．6カ月〜1年に1回のフォローが必要です．

1 B型肝炎の自然経過

　わが国にはB型肝炎ウイルス（HBV）の持続感染者が約130万人存在しますが，主な感染経路は，母児感染防止事業が開始される前の垂直感染（母子感染）および乳幼児期の水平感染です．HBV持続感染者の自然経過は，ALT値，HBe抗原，HBV-DNA量から，①**免疫寛容期**，②**HBe抗原陽性の慢性肝炎**，③**HBe抗原陰性の非活動性キャリア**，④**HBe抗原陰性の慢性肝炎**，⑤**回復期**の5段階の病期に分けられます（図8-1）[1]．健診などで見つかるHBs抗原は陽性だが肝機能が正常の症例は，免疫寛容期あるいはHBe抗原陰性の非活動性キャリアに相当します．あるいは間歇的にALT値が上昇する慢性肝炎も含まれます．

2 免疫寛容期からHBe抗原陽性の慢性肝炎

　母子感染あるいは乳幼児期の水平感染でHBVに持続的に感染した場合，当初はHBe抗原が陽性で，HBV-DNA量が多く（8 log copies/mL以上），ALT値が正常の**免疫寛容期**が続きます．免疫寛容期には肝炎を発症しておらず，肝臓の組織所見は正常か軽度の炎症に留まるため，治療の適応はありません．免疫寛容期は思春期まで続きますが15歳前後から30歳代前半までに，HBVに対する免疫反応が活性化し，肝炎を発症します（**HBe抗原陽性の慢性肝炎**）．多くの症例では一過性の肝炎を経てHBe抗原のセロコンバージョンをきたし，肝炎が鎮静化しますが（**HBe抗原陰性の非活動性キャリア**），一部の症例ではこのときに重症肝炎から肝不全に至ることもあります．

　免疫寛容期の患者，家族に対しては，このような**自然経過を十分に説明する**ことが必要です．免疫寛容期においては経過観察の必要はありませんが，思春期以降は肝炎発症の可能性があるため，**1年に1回程度の検査が望ましい**と考えられます．

3 HBe抗原陰性の非活動性キャリアから慢性肝炎

　肝炎を契機として，HBe抗原が消失してHBe抗体が出現すると（セロコンバージョン），多くの症例ではHBV-DNA量が減少（4 log copies/mL未満）して，ALT値が持続的に正常化した非活動性キャリアになります．非活動性キャリアの状態が持続すれば予後は良好ですが，いったん非活動性キャリアになった後にHBV-DNA量が再上昇し，肝炎が再燃する症例もあります．このような症例ではHBV-DNA量とALT値が間歇的に上昇するのが特徴です．すなわち**非活動性キャリアであっても，HBe抗原陰性の慢性肝炎に移行する可能性がある**ことを患者，医師と

```
免疫寛容期
HBe抗原陽性の慢性肝炎        HBe抗原
                            セロコンバージョン
HBe抗原陰性の非活動性キャリア
                            HBe抗体
HBe抗原陰性の慢性肝炎
```

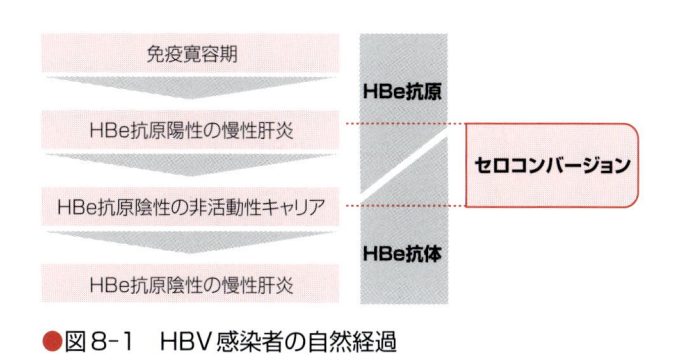

●図8-1　HBV感染者の自然経過
文献1を参照作成

もに十分に認識する必要があります．また，セロコンバージョンしてもHBV-DNA量が十分に低下せず肝炎が持続する症例（**HBe抗原陰性の慢性肝炎**）もあります．HBe抗原陰性の慢性肝炎は，肝硬変や肝がんへ進行しやすい予後不良な病態であり，非活動性キャリアとは大きく異なる経過をたどるため，正確な病期の診断が重要です．HBe抗原陰性で肝機能が正常な症例においては，1回の検査では非活動性キャリアとHBe抗原陰性の慢性肝炎を判別することは困難であり，6カ月〜1年に1回程度の経過観察が必要です．また血液検査以外に，腹部超音波検査などの画像診断で慢性肝炎所見の有無を確認することも重要です．厚生労働省研究班のガイドライン[2]では**ALT値31 IU/L以上でHBV-DNA量が4 log copies/mL以上は治療適応であり，肝硬変であればHBV-DNA量が3 log copies/mL以上で治療適応**です．経過観察中に上記基準に該当した場合には，肝生検を含む精密検査と治療適応の検討が必要となるため，**専門医への紹介を検討**してください．

> ⚠️ **注意**
> HBs抗原が消失し，HBs抗体が出現してHBV-DNAが検出されなくなる回復期は治癒と考えられていましたが，HBs抗原が陰性化しても肝臓細胞の核内にはHBVが残存するため，免疫抑制剤の投与などでHBVが再出現する症例もあります．またHBs抗原消失後も，特に高齢者や肝硬変の症例からは発がんがみられるため注意が必要です．いったんHBVの持続感染が成立すると，HBVが体内から完全に排除されることはないことを認識する必要があります．

患者コミュニケーション

HBe抗原陽性で肝機能が正常な免疫寛容期の症例では，原則として経過観察や治療は必要ないものの，15歳前後で肝炎を発症する可能性が高く，肝炎発症時には重症化する症例もあるため，好発年齢以降は定期的な経過観察（6カ月〜1年に1回のフォロー）が望ましいことを説明する必要があります．またHBe抗原が消失しても，完全に治癒したわけではなく，定期的な経過観察が必要であることも説明する必要があります．

専門医へのコンサルト

HBe抗原陰性の肝機能正常者のなかには，間歇的にALT値が上昇する慢性肝炎，肝硬変症例が含まれているために注意が必要です．血液検査だけでなく，画像診断も行い，経過観察す

ることが重要です．慢性肝炎の所見がある場合，ALT値が31 IU/L以上でHBV-DNA量が4 log copies/mL以上の場合には治療適応があるため，専門医へのコンサルテーションが必要です．

文献　1) Yim, H. J. & Lok, A. S. : Natural history of chronic hepatitis B virus infection: what we knew in 1981 and what we know in 2005. Hepatology, 43 : S173-S181, 2006
　　　2) 熊田博光：「肝硬変を含めたウイルス性肝疾患の治療の標準化に関する研究 厚生科学研究費補助金肝炎等克服緊急対策研究事業（肝炎分野）総括研究報告書」．2009

〈黒崎雅之〉

第1章 ■B型慢性肝炎

Q9 B型慢性肝炎でインターフェロンが効きやすいのはどのような症例ですか？

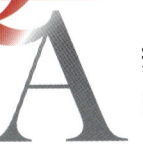

A 若年症例・ALT値の高い活動性肝炎症例・血清HBV-DNAの低い症例・genotype A, Bの症例ではIFN治療の効果が高いです．

　インターフェロン（IFN）治療に比較的よく反応するのはALT 150 IU/mL以上を呈する活動性肝炎で，かつウイルスの増殖能が比較的弱い例です．反対にHBV-DNA高値でALTが正常範囲内か比較的低値を示す症例では，IFN治療の効果が期待できません．また，治療開始時の年齢が30歳未満の症例の方がIFNの治療効果が良好であり，年齢が高くなるにつれて有効率は低下します．

1 IFN治療の特徴（表9-1，表9-2）

　IFNは抗ウイルス効果のみならず，免疫賦活作用も有し，B型慢性肝炎に対しては古くから使用されています．IFNの長所としては，核酸アナログ製剤のようにいったん飲み始めると場合によっては一生飲み続けなければならない治療と異なり，**短期間で治療が終了する**ことです．また，耐性ウイルスの出現リスクがないことから特に**若年者においては第一選択**となりうる薬剤です．しかし，副作用があること，非経口投与であることなどの短所があります．

2 IFN治療対象患者

　厚生労働省研究班のガイドラインでは**35歳未満の患者に対しては，drug freeをめざしてIFN治療を基本とする**としています．しかし，HBV genotypeにより治療効果が異なり，geno-

●表9-1　HBVに対するIFN治療の特徴

長所	短所
・免疫賦活作用をもつ ・投与中止が容易である ・有効例では治療中止後も効果が持続する ・耐性ウイルスはない	・非経口投与である ・副作用がある ・有効例は20～30％にとどまる ・genotypeなどにより有効性が異なる

●表9-2　IFN治療の副作用

頻度の高い副作用	発熱，筋肉痛，全身倦怠感，血小板・顆粒球減少，食欲不振，脱毛	頻度：5％以上
稀な副作用	甲状腺機能異常，知覚過敏，発疹，味覚異常，眼底異常，糖尿病増悪，肝機能悪化	頻度：0.1～5％未満
重篤な副作用	不眠・うつ症状（増悪した場合自殺につながることもあり），不整脈，脳出血，間質性肺炎（小柴胡湯との併用禁忌）	頻度：0.1～5％未満

type A, Bでは35歳以上でもIFN治療効果が高率であることから，**第一選択はIFNが望ましい**としています．

> **MEMO**
> IFN治療効果を予測するためにはHBV genotypeの測定が必要ですが，遺伝子型の測定は現在は保険適用外です．

3 IFNの投与スケジュール

多くの国ではPEG-IFN48週投与を基本としていますが，**日本では通常型IFN 3〜10 MUの範囲内で週1回，16〜24週が基本**です．HBe抗原陰性のB型慢性肝炎に対するIFN治療は保険適用外ですが，ALT値の異常が持続し，HBV-DNA高値を示す症例では本来なら治療適応であり，効果を得るためにはHBe抗原陽性の症例に比べより長期の投与が必要です．

4 IFN治療効果

HBe抗原陽性例においては，治療中にセロコンバージョン（SC）が達成されると治療終了後も80〜90％の症例でSCが持続し，ウイルスの増殖抑制と肝炎沈静化が維持されますが，残念ながらSCが達成されるのは約20〜30％の症例にすぎません．一方HBe抗原陰性例では，大半の症例で治療中にHBV-DNAが抑制され，ALTも正常化しますが，治療終了後のHBV-DNAの再上昇，肝炎の再燃率が80〜90％と高率に認められます．したがって，IFN治療により長期的にHBV-DNAの増殖が抑制され，肝炎の沈静化が持続するのは**全体の約10〜20％**にとどまります．

5 IFN治療効果の高い症例

IFNで治療を受けた症例と無治療コントロールを用いた，レトロスペクティブな解析では，IFN治療により，genotype Bではgenotype Cに比較して高率にHBe抗原陰性化が得られたと報告されています[1]．さらに，全症例を対象とした多変量解析の結果，HBV genotype，観察開始時のHBV-DNA量が低いこと，治療前のALT値が高いことがHBe抗原陰性化に寄与する因子でした．また，肝組織所見では炎症の強い活動性肝炎でIFNの有効性が高いことが報告されています．非代償性肝硬変はIFN投与による肝不全の悪化も報告されており，投与すべきではありません．

患者コミュニケーション

日本におけるB型慢性肝炎はgenotype Cが多く，IFN治療では肝炎の沈静化が図れる可能性は高くありません．核酸アナログを使用することに抵抗がある若年者でdrug freeをめざしたいという場合は，効果・副作用を十分説明したうえでIFN治療を開始しましょう．

専門医へのコンサルト

ガイドラインではe抗原陽性で比較的若年のHBV-DNA量が7 log以上の症例では第一選択はIFNとなっていますが，HBV-DNA量が7 log以上で，わが国に多いgenotype Cの症例

においてIFN単独ではほとんどセロコンバージョンを起こさないのが現実です．このような場合は，核酸アナログとIFNのsequential療法（**Q10**，**Q11**参照）の検討も必要です．ガイドラインを基礎に，ウイルス量と組織学的活動性のバランスから，IFN治療の効果が期待できるかどうかの判断・患者にあった治療法の選択は，専門外ではなかなか難しいと考えられ，専門家にコンサルトすることが望ましいでしょう．

文献
1) Wai, C. T., et al. : HBV genotype B associated with better response to interferon therapy in HbeAg（＋）chronic hepatitis than genotype C. Hepatology, 36 : 1425-1430, 2002
2) Kumada, H., et al. : Guidelines for the treatment of chronic hepatitis and cirrhosis due to hepatitis B virus infection for the fiscal year 2008 in Japan. Hepatol Res, 40 : 1-7, 2010
3) Liaw, Y. F., et al. : On-treatment outcome prediction and adjustment during chronic hepatitis B therapy: now and future. Antivir Ther, 14 : 13-22, 2009

〈田邊陽子〉

第1章 ■B型慢性肝炎

Q10 B型慢性肝炎に対して核酸アナログ治療が適応になるのはどのような患者ですか？

A 核酸アナログ治療のよい適応となるのは，35歳以上の慢性肝炎で肝線維化が進行した症例です．

1 インターフェロンと核酸アナログの特性

　B型慢性肝炎に対して抗ウイルス療法を検討する際には，無治療で非活動性キャリア（**Q8**参照）になる可能性と，治療しなかった場合に病状が進行して肝硬変，肝細胞がんになってしまうリスクを総合的に判断する必要があります．抗ウイルス療法にはインターフェロンと核酸アナログがありますが，それぞれの特性が異なり，うまく使い分ける必要があります[1]（**表10-1**）．

1. 核酸アナログ

　核酸アナログはインターフェロンと比較するとHBV増殖抑制効果がより強く，治療継続中にはほとんどの症例でHBV-DNA陰性化を達成することができ，肝機能低下例や非代償性肝硬変でも安全に使用できます．しかし**治療を中止すると高率に肝炎が再発**してしまうため，結果として長期継続投与が原則となり，治療が長期化すると耐性ウイルスが出現するリスクも増えてしまいます（後述）．また核酸アナログには**催奇形性の可能性**があるため，挙児希望のある若年者への投与は望ましくありません．

2. インターフェロン

　一方でインターフェロンは24〜48週間という限られた期間で治療を行えます．HBe抗原

● 表10-1　インターフェロンと核酸アナログの比較

	インターフェロン	核酸アナログ
作用機序	抗ウイルス作用＋免疫賦活作用	抗ウイルス作用
保険適応	HBe抗原陽性例	HBe抗原陽性・陰性
投与経路	注射（週3回，間歇投与）	経口（1日1回，連日）
投与期間	6〜12カ月（短期間）	12カ月以上（長期間）
治療中止後の再燃	少ない	多い
副作用	多い	少ない
肝不全の誘発	あり	なし
催奇形リスク	なし	あり
薬剤耐性	なし	あり（エンテカビルでは5年で1.2％）

セロコンバージョンが得られる症例は20％程度ですが，これらの症例では治療中止後も80〜90％で効果が持続します．また催奇形性の問題もありません．若年者で肝線維化が軽度であれば，不必要な抗ウイルス療法は行わず経過観察することも選択肢の1つになります．

2 治療ガイドラインにおける核酸アナログの位置づけ

厚生労働省研究班のガイドライン[2]では上記のような薬剤の特性を勘案し，インターフェロンはdrug freeをめざした治療，核酸アナログは持続的なHBV-DNAの陰性化をめざした治療と位置づけています．35歳未満の若年者に対しては，HBe抗原陽性者では drug freeをめざした**インターフェロン治療が第一選択**であり，HBe抗原陰性者では，やはりdrug freeをめざした**sequential療法**（MEMO▶参照）**あるいは経過観察が第一選択**となります（表10-2）．

一方で，35歳未満でもHBe抗原が陰性で線維化が進行した症例（血小板数15万未満あるいはF2以上）では核酸アナログが第一選択となり，また35歳以上の症例ではインターフェロン治療の有効性が低いことから，**核酸アナログが第一選択**です（表10-3）．肝硬変や肝細胞がん治療後の症例では，年齢にかかわらずHBV-DNAの持続的陰性化をめざして**核酸アナログ治療を行うこと**が推奨されています（Q13参照）．

MEMO ▶

sequential療法とは，核酸アナログ治療の中断により肝炎が再燃することを回避するために，時期をずらしてインターフェロンを併用することにより最終的には治療を中止する，drug freeをめざした治療です．具体的には，核酸アナログ治療中でHBV-DNAおよびHBe抗原が陰性化した症例に対して，核酸アナログとインターフェロンを4週間併用投与した後に核酸アナログだけを中止し，その後はインターフェロンを単独で20週間投与した後に中止する方法です（Q11参照）．

●表10-2　35歳未満のB型慢性肝炎の治療ガイドライン

		HBV-DNA量	
		≧7 log copies/mL	<7 log copies/mL
HBe抗原	e抗原陽性	①**IFN長期投与（24～48週）** ②**Entecavir**	①IFN長期投与（24～48週） ②Entecavir
	e抗原陰性	①sequential療法 　（Entecavir＋IFN連続療法） ②Entecavir	①**経過観察またはEntecavir** ②IFN長期投与（24週）
		血小板15万未満またはF2以上の進行例には最初からEntecavir	

文献2から転載

●表10-3　35歳以上のB型慢性肝炎の治療ガイドライン

		HBV-DNA量	
		≧7 log copies/mL	<7 log copies/mL
HBe抗原	e抗原陽性	①Entecavir ②sequential療法 　（Entecavir＋IFN連続療法）	①Entecavir ②IFN長期投与（24～28週）
	e抗原陰性	Entecavir	①Entecavir ②IFN長期投与（24～28週）

文献2から転載

3 初回治療例に対する核酸アナログ製剤の選択

　核酸アナログ製剤は，HBV-DNAの合成を阻害する薬剤であり，現在日本で使用可能な核酸アナログは，ラミブジン，エンテカビル，アデホビルの3種類です（Q6，表6-2参照）．エンテカビルはラミブジンよりも抗ウイルス効果が強いため，ラミブジンに代わり核酸アナログ初回治療例に対する第一選択薬になっています．ラミブジンでは長期投与に伴い耐性ウイルスが高率に出現（5年で50％以上）し肝炎が再燃することが大きな問題でしたが，エンテカビルの耐性変異は5年で1.2％であり，長期治療の安全性が示されています．また有効性も高く，5年にわたるエンテカビル長期継続投与の報告では，HBV-DNA陰性化率は93％と高率であることが示されています[3]．

4 ラミブジン耐性変異症例に対する核酸アナログ製剤の選択

　ラミブジンを第一選択薬として新規に使用することはなくなりましたが，過去にラミブジン治療を開始し現在も治療を継続中の症例はあります．ラミブジン投与中で耐性ウイルスが出現した場合には，**ラミブジンの投与は継続したうえでアデホビルを追加することが推奨**されています．アデホビルはラミブジンとの交差耐性がないため，ラミブジン耐性ウイルスに対しても抗ウイルス作用を発揮します．アデホビルはラミブジンやエンテカビルと比較しゆっくりとHBV-DNAが陰性化しますが，耐性変異は2年で2％以下と低率です[4]．

　一方，エンテカビルをラミブジン耐性例に使用した場合は，耐性変異の出現率が5年で51％と高率であり，ラミブジン耐性例に対するアデホビルとエンテカビルの比較試験はないものの，エンテカビルよりもアデホビルにおいて耐性ウイルス出現率が低いことから，厚生労働省のガイドラインでは**アデホビル併用療法を第一選択として推奨**しています．

> ⚠ 注意
> 　アデホビルでは副作用として腎障害に注意する必要があります．腎障害は用量依存性のため，クレアチニンが上昇した場合は投与量を減量して対処します（クレアチニンクリアランス20〜49 mL/minで10 mgを2日に1回，10〜19 mL/minで3日に1回）．海外ではラミブジン耐性例に対してアデホビル単独療法も行われていますが，アデホビル耐性ウイルス出現率が2年で9〜58％と高いため，日本ではラミブジンは継続してアデホビルを新たに加えて併用療法を行うことが推奨されています．

患者コミュニケーション

　核酸アナログには胎児毒性があるため，治療中は妊娠，授乳を避ける必要があります．また自己判断による内服中止により肝機能増悪や重症化をきたすことがあるため，投与開始に際しては確実な服薬と定期的な来院（1〜2カ月に1回）を徹底して指導する必要があります．耐性変異のリスクについても事前に説明する必要があります．また，基本的に長期継続治療になるため，経済的負担についても説明が必要です．平成22年度から，核酸アナログ治療に対しても医療費の助成制度が開始されたので，申請をお勧めする必要があります．

専門医へのコンサルト

　核酸アナログは経口薬のため外来で簡単に治療を開始できます．しかしいったん治療を開始すると中止することは困難であり，治療適応の判断は慎重に行う必要があります．治療中は耐性ウイルスの出現に細心の注意を払い，定期的にHBV-DNAを測定することが重要です．治療導入時，および治療中にHBV-DNAの再上昇がみられた場合には，専門医へのコンサルトが望ましいと考えられます．

文献
1) Lok, A. S. & McMahon, B. J. : Chronic hepatitis B. Hepatology, 45 : 507-539, 2007
2) 熊田博光：「肝硬変を含めたウイルス性肝疾患の治療の標準化に関する研究　厚生科学研究費補助金肝炎等克服緊急対策研究事業（肝炎分野）総括研究報告書2009」．2009
3) Tenney, D. J., Rose, R. E., Baldick, C. J., et al. : Long-term monitoring shows hepatitis B virus resistance to entecavir in nucleoside-naive patients is rare through 5 years of therapy. Hepatology, 49 (5) : 1503-1514, 2009
4) Yatsuji, H., Suzuki, F., Sezaki, H., et al. : Low risk of adefovir resistance in lamivudine-resistant chronic hepatitis B patients treated with adefovir plus lamivudine combination therapy: two-year follow-up. J Hepatol, 48 (6) : 923-931, 2008

〈黒崎雅之〉

第1章 ■B型慢性肝炎

Q11 B型肝炎に対する核酸アナログ治療を中止する基準は何ですか？どのように中止すべきですか？

A HBe抗原陽性例では，HBV-DNA陰性およびセロコンバージョンが必要条件ですが十分条件ではありません．HBe抗原陰性例には明確な中止基準はありません．

1 核酸アナログ治療中止後の再燃

　核酸アナログ治療を中止すると多くの場合はHBV-DNA量が上昇し，肝炎が再燃します．これは，核酸アナログがHBVの増殖過程のうち逆転写を阻害する薬剤であるため，肝細胞内のHBVを完全に排除することが困難であることに由来します（MEMO▶参照）．治療中止が可能な症例を見極め，安全に中止できる基準を設定することは重要な課題です．

1. HBe抗原陽性の慢性肝炎での治療中止条件

　米国肝臓学会のガイドライン[1]によると，HBe抗原陽性の慢性肝炎では，**HBV-DNAが陰性化し，かつセロコンバージョンした後に，6カ月治療を継続している**ことが治療中止の必要条件です．上記の条件が達成されない状態で治療を中止した場合には，肝炎の再燃は必発です．一方，セロコンバージョン後に治療を中止した際でも，図11-1に示したように肝炎再燃率は23〜61％と高率です[2-8]．治療中止後の肝炎再燃により重症化する症例もあるため，治療を中止した際には，再燃を念頭におき慎重に経過観察をする必要があります．非代償期の肝硬変症例では，上記必要条件が満たされていても治療を中止すべきではなく，生涯にわたる治療継続が必要です．

2. HBe抗原陰性の慢性肝炎での治療中止条件

　一方，HBe抗原陰性の慢性肝炎では，**明確な治療中止の基準がありません**．中止後の再燃

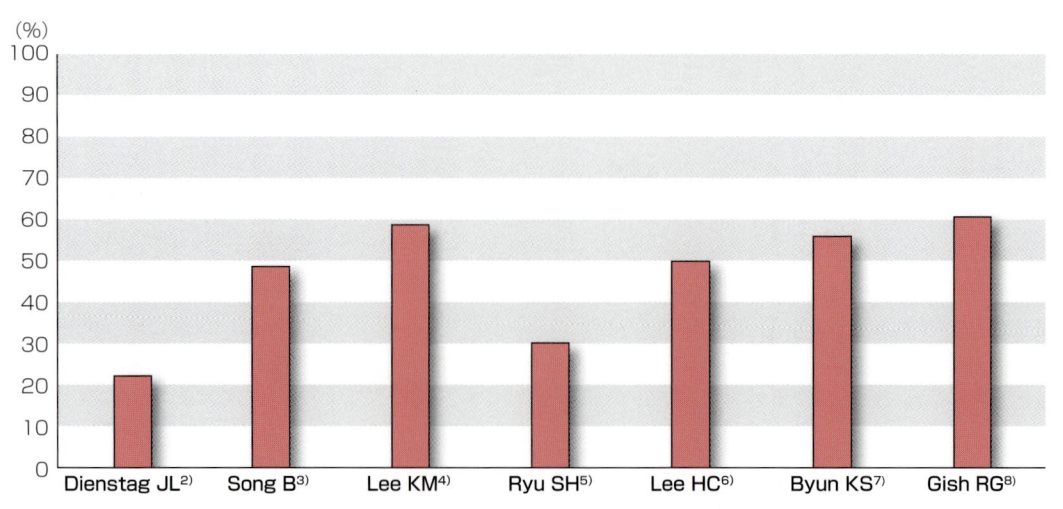

● 図11-1　HBe抗原陽性症例における核酸アナログ治療中止後の再燃率

率は50〜97％と非常に高率です[9-11]（図11-2）．米国肝臓学会のガイドラインでは，**HBs抗原の陰性化**が治療中止の必要条件であると記載されています．

> **MEMO**
>
> HBVが肝細胞に感染すると，HBV-DNAはcccDNA（covalently closed circular DNA）となり，肝細胞の核内に蓄えられます．このcccDNAを鋳型としてpregenomeRNAが作られ，それが逆転写されることによりHBV-DNAが複製されます．核酸アナログは，この逆転写の過程を阻害することによりHBVの増殖を抑制する薬剤であり，この作用により血中のHBV-DNAは陰性化します．しかし核酸アナログはcccDNAに対する直接的な作用はないために，長期治療を行っても肝細胞核内のcccDNAを陰性化させることは困難で，そのため治療を中止すると再びcccDNAを鋳型としたHBV-DNAの複製が再開され，血中にHBV-DNAが再出現し肝炎が再燃します．

2 核酸アナログ治療中止の指標としてのコア関連抗原

核酸アナログ投与で血中HBV-DNAが陰性化しても，肝細胞核内にはHBV複製の鋳型となるcccDNAが残存しているため，治療中止後にHBV-DNAが再出現します（MEMO▶参照）．肝臓内のcccDNA量を測定すると，核酸アナログ治療中止後の再燃が予測できるという報告がありますが[12]，この検査は肝生検が必須であるため日常診療に適応することはできません．

最近開発され保険認可されたコア関連抗原は，肝臓内のcccDNA量を反映する血液検査マーカーとして期待されています．コア関連抗原が4.5 log U/mL以下となった症例では，治療中止後にALT値が80以上に上昇する確率が有意に低いと報告されていますが[13]，今後多数例の集積による検証が必要です．

3 sequential療法による核酸アナログ治療の中止方法

厚生労働省研究班のガイドラインでは，**35歳未満でHBV-DNA量が7 log copies/mL以上の慢性肝炎**，および**35歳以上でもHBe抗原が陽性でHBV-DNA量が7 log copies/mL以上の慢性肝炎**では，エンテカビルとインターフェロンの**sequential療法**によりdrug freeをめざすことが推奨されています．sequential療法とは，核酸アナログでHBe抗原とHBV-DNAが陰性化した症例に対して4週間インターフェロンを併用した後にまず核酸アナログを中止し，その後インターフェロンを単独で20週間使用する治療法です（図11-3）（Q10 MEMO▶参照）．このプロトコール以外にも世界中でさまざまなプロトコールでsequential療法が行われており，

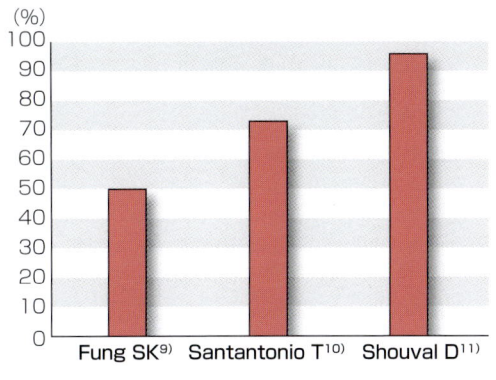

● 図11-2　HBe抗原陰性例における核酸アナログ治療中止後の再燃率

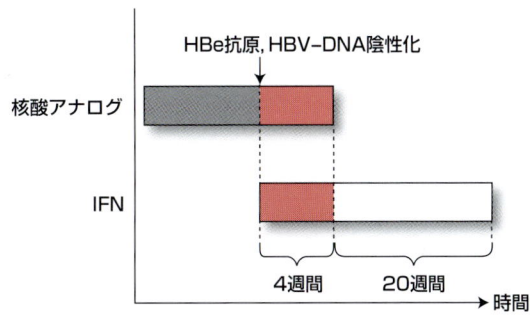

● 図11-3　sequential療法の概念

その成績もさまざまです．sequential療法の治療効果は，インターフェロン単独療法とほぼ同等ですが，核酸アナログを単純に中止した場合と比較すると，治療中止後のHBV-DNA陰性化，ALT値の正常化率が高いとされていますが，現時点で有効性の評価は定まっていません．

> ⚠️ **注意**
> 核酸アナログ治療は，現時点では明確な治療中止基準がないため，長期継続治療が原則です．治療開始前に肝硬変であった症例，特に非代償期肝硬変であった症例は，治療中止後の肝炎再燃により致命的な肝不全に陥る可能性があるため，生涯にわたる継続治療が原則であることを十分に認識する必要があります．

患者コミュニケーション

治療を中止する際には，HBV-DNAの再出現により肝炎の再燃が起こる可能性があること，肝機能増悪や重症化をきたすリスクがあること，再燃の早期発見のために定期的な血液検査が必要なことを十分に説明する必要があります．

専門医へのコンサルト

核酸アナログ治療の中止を検討する場合には，中止の妥当性について専門医に相談することが望ましく，また中止後は肝炎の再燃から重症化する症例もあるため，専門医との連携診療が必要です．

文献
1) Lok, A. S. & McMahon, B. J. : Chronic hepatitis B. Hepatology, 45 : 507-539, 2007
2) Dienstag, J. L., Cianciara, J., Karayalcin, S., et al. : Durability of serologic response after lamivudine treatment of chronic hepatitis B. Hepatology, 37 : 748-755, 2003
3) Song, B. C., Suh, D. J., Lee, H. C., et al. : Hepatitis B e antigen seroconversion after lamivudine therapy is not durable in patients withchronic hepatitis B in Korea. Hepatology, 32 : 803-806, 2000
4) Lee, K. M., Cho, S. W., Kim, S. W., et al. : Effect of virological response on post-treatment durability of lamivudine-induced HBeAg seroconversion. J Viral Hepat, 9 : 208-212, 2002
5) Ryu, S. H., Chung, Y. H., Choi, M. H., et al. : Long-term additional lamivudine therapy enhances durability of lamivudine-induced HBeAg loss: a prospective study. J Hepatol, 39 : 614-619, 2003
6) Lee, H. C., Suh, D. J., Ryu, S. H., et al. : Quantitative polymerase chain reaction assay for serum hepatitis B virus DNA as a predictive factor for post-treatment relapse after lamivudine induced hepatitis B e antigen loss or seroconversion. Gut, 52 : 1779-1783, 2003
7) Byun, K. S., Kwon, O. S., Kim, J. H., et al. : Factors related to post-treatment relapse in chronic hepatitis B patients who lost HBeAg after lamivudine therapy. J Gastroenterol Hepatol, 20(12): 1838-1842, 2005
8) Gish, R. G., Lok, A. S., Chang, T. T., et al. : Entecavir therapy for up to 96 weeks in patients with HBeAg-positive chronic hepatitis B. Gastroenterology, 133(5): 1437-1444, 2007
9) Fung, S. K., Wong, F., Hussain, M., et al. : Sustained response after a 2-year course of lamivudine treatment of hepatitis B e antigen-negative chronic hepatitis B. J Viral Hepat, 11(5)：432-438, 2004
10) Santantonio, T., Mazzola, M., Iacovazzi, T., et al. : Long-term follow-up of patients with anti-HBe/HBV DNA-positive chronic hepatitis B treated for 12 months with lamivudine. J Hepatol, 32(2): 300-306, 2000
11) Shouval, D., Lai, C. L., Chang, T. T., et al. : Relapse of hepatitis B in HBeAg-negative chronic hepatitis B patients who discontinued successful entecavir treatment: the case for continuous

antiviral therapy. J Hepatol, 50(2): 289–295, 2009
12) Sung, J. J., Wong, M. L., Bowden, S., et al.: Intrahepatic hepatitis B virus covalently closed circular DNA can be a predictor of sustained response to therapy. Gastroenterology, 128(7): 1890–1897, 2005
13) Matsumoto, A., Tanaka, E., Minami, M., et al.: Low serum level of hepatitis B core-related antigen indicates unlikely reactivation of hepatitis after cessation of lamivudine therapy. Hepatol Res, 37(8): 661–666, 2007

〈黒崎雅之〉

第1章 B型慢性肝炎

Q12 B型慢性肝炎に対してインターフェロン治療を行うと長期的な予後は改善しますか？

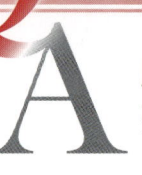

A 肝硬変への進行や肝臓がんの発生が抑制され、肝臓病による死亡が減る可能性があります。

　B型慢性肝炎を治療する際の最終的な目標は、肝硬変への進行を阻止し、肝臓がんの発生を抑止し、生命予後を改善することです。インターフェロンは通常6カ月間投与し、治療が終了して6カ月時点で効果判定をします。HBe抗原が陽性の症例ではセロコンバージョン（HBe抗原の陰性化とHBe抗体の陽性化）とHBV-DNAの陰性化とALTの正常化が得られること、HBe抗原陰性例ではHBV-DNAの陰性化とALTの正常化が得られることが目標です。このような短期的な治療効果とは別に、上に述べたような生命予後改善という長期的な目標が達成されるかが最も重要です。このような効果を判定するには長期間の観察が必要であるため、まだそれほど多くのエビデンスはありませんが、いくつかの臨床研究において、インターフェロン治療により、肝硬変への進行や肝臓がんの発生が抑制され、死亡率が減ることが示されています。

1 肝硬変への進行を阻止する効果

　肝線維化の経時的な変化を検討した研究によると、平均2年間の観察期間で肝線維化が進行したのは、インターフェロン治療を行わなかった症例では約70％であったのに対し、インターフェロン治療を行った症例では約35％であり、特にインターフェロン治療により血清ALT値が持続的に正常化した症例では7％であったと報告されています。このことは、インターフェロン治療により**肝炎が鎮静化すれば肝線維化の進行が抑えられる**ことを示しています。

　約7年間の観察期間で肝硬変への進行を検討した研究では、インターフェロン治療を行わなかった症例では肝硬変への進行が17〜18％であったのに対し、インターフェロン治療を行った症例では11〜13％であったと報告されています[1,2]。特に、**インターフェロンの著効例（血清ALT値が持続的に正常化した症例）では、肝硬変への進行が抑制される**ことが示されています（表12-1）。

● 表12-1 肝硬変への進行率

		観察期間	インターフェロン治療		非治療例
			著効例	非著効例	
HBe抗原陽性	Lin SM (1999)[1]	7年	4%	19%	17%
	Lin SM (2007)[2]	7年	8%	14%	18%
	Van Zonneveld M (2004)[3]	9年	19%	44%	
HBeAg陰性	Papatheodoridis GV (2005)[4]	6年	0%	27%	8%
	Lampertico P (2003)[5]	6年	7%	8%	

2 肝臓がんの発生を阻止する効果

インターフェロン治療によって，肝臓がんの発生が減るかどうかについて検討した研究では，インターフェロン治療を行った症例で発がん率が低下するという報告が多く，特にインターフェロン治療を行った症例を著効例と非著効例に分けて比較した5論文のうち3論文において，著効例で発がん率が低下すると報告されています[1,2,3,6,7]（**表12-2**）．また，メタ解析の結果でも，インターフェロン治療例では非治療例と比較し発がん率が低下することが示されています．このことは，**インターフェロン治療により持続的に肝炎が鎮静化すれば，肝臓がんの発生が抑止される可能性**を示しています．しかし，このような治療による発がんへの影響を解析するには，大規模かつ長期間の観察が必要であり，現時点では最終的な結論は出ていません．

> **MEMO ▶ 発がんリスク**
> 発がんのリスクが最も高いのは肝硬変ですが，非代償期肝硬変の症例にはインターフェロン治療は禁忌です．肝庇護療法が長期予後を改善するかどうかについては，明らかなエビデンスがありません．

3 生命予後の改善効果

インターフェロン治療を行い著効となった症例では，死亡率や肝移植に至る症例の比率が，インターフェロン治療を行わなかった症例と比較して低いと報告されています[1,4,5]（**図12-1**）．特に，慢性肝炎ではなく**肝硬変の症例に限定して解析すると，インターフェロン治療が著効となった症例において，生存率が向上する**ことが報告されています．しかしこのような効果が，肝線維化の進展していない慢性肝炎の症例においてもみられるか否かは，より大規模かつ長期間の経過観察研究により証明する必要があり，現時点では確定的な結論は出ていません．

> **⚠ 注意**
> インターフェロンを行っただけで長期的な予後が改善するわけではなく，治療によりHBe抗原がセロコンバージョンし，HBV-DNAが陰性化し，ALTが正常化した患者において，結果として長期予後が改善することが示されています．したがって，このような短期的な治療効果が得られる可能性がどのくらいあるかを考えたうえで，患者にインターフェロン治療を勧める必要があります．

患者コミュニケーション

インターフェロン治療を行う際の当面の目標は，HBe抗原のセロコンバージョン，HBV-DNAの陰性化，ALTの正常化であることを理解していただき，これらの短期的な治療効果が達成された場合には，結果として長期予後が改善する可能性があることを説明する必要があります．

● 表12-2　肝がんの発生率

		観察期間	肝細胞がんの発生率		
			IFN 著効例	IFN 非著効例	非治療例
HBeAg陽性	Lin SM（1999）[1]	7年	0%	3%	12%
	Lin SM（2007）[2]	7年	0%	4%	7%
	Yuen MF（2001）[6]	9年	3%	3%	0%
	Fattovich G（1997）[7]	7年	0%	31%	12%
	Van Zonneveld M（2004）[3]	9年	4%	5%	

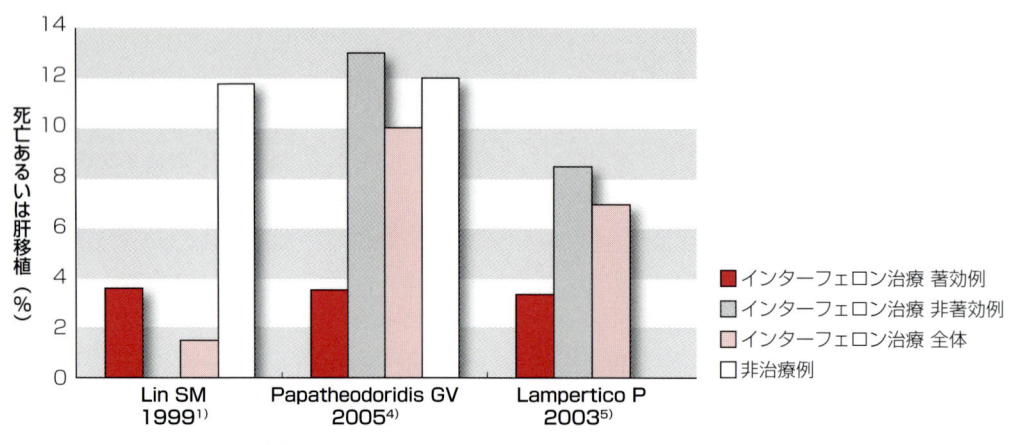

● 図12-1　生命予後の改善効果

凡例：
- ■ インターフェロン治療 著効例
- ■ インターフェロン治療 非著効例
- ■ インターフェロン治療 全体
- □ 非治療例

縦軸：死亡あるいは肝移植（％）
横軸：Lin SM 1999[1]、Papatheodoridis GV 2005[4]、Lampertico P 2003[5]

しかしながら，短期的な治療効果が達成されても完全に治癒するわけではなく，定期的な通院や検査が必要であることもあわせて説明する必要があります．

専門医へのコンサルト

インターフェロン治療は副作用，特に肝機能増悪のリスクもあるため，治療の導入は肝臓専門医が行うことが望ましく，治療中も肝臓専門医と連携する必要があります．全身倦怠感が強い場合や，褐色尿を認める場合には肝機能増悪の可能性があるため，迅速に血液検査を行い，肝臓専門医へコンサルトする必要があります．

文献
1) Lin, S. M., et al.：Long-term beneficial effect of interferon therapy in patients with chronic hepatitis B virus infection. Hepatology, 29：971-975, 1999
2) Lin, S. M., et al.：Interferon therapy in HBeAg positive chronic hepatitis reduces progression to cirrhosis and hepatocellular carcinoma. J Hepatol, 46：45-52, 2007
3) van Zonneveld, M., et al.：Long-term follow-up of alpha-interferon treatment of patients with chronic hepatitis B. Hepatology, 39：804-810, 2004
4) Papatheodoridis, G. V., et al.：Impact of interferon-alpha therapy on liver fibrosis progression in patients with HBeAg-negative chronic hepatitis B. J Viral Hepat, 12：199-206, 2005
5) Lampertico, P., et al.：Long-term suppression of hepatitis B e antigen-negative chronic hepatitis B by 24-month interferon therapy. Hepatology, 37：756-763, 2003
6) Yuen, M. F., et al.：Long-term follow-up of interferon alfa treatment in Chinese patients with chronic hepatitis B infection: The effect on hepatitis B e antigen seroconversion and the development of cirrhosis-related complications. Hepatology, 34：139-145, 2001
7) Fattovich, G., et al.：Long-term outcome of hepatitis B e antigen-positive patients with compensated cirrhosis treated with interferon alfa. European Concerted Action on Viral Hepatitis（EUROHEP）. Hepatology, 26：1338-1342, 1997

〈黒崎雅之〉

第1章 ■B型慢性肝炎

Q13 B型肝硬変の症例にも，インターフェロンや核酸アナログの治療適応はありますか？

A 肝硬変症例では核酸アナログ投与による肝炎の鎮静化，発がん予防をめざします．

HBV感染症の治療目標は，ウイルスの増殖低下に伴う肝炎の鎮静化および発がん対策です．つまり，HBV-DNA量をできるだけ低く維持し，血清ALTを正常化させることで，慢性肝炎の終末像としての肝硬変への進展阻止，肝細胞がん（hepatocellular carcinoma：HCC）の発生予防が重要となるのです．しかし，ひとたび肝硬変になった症例に対しては，どのような医療介入が必要でしょうか．

1 治療介入が必要なB型肝炎とは？

肝炎に伴う**急激な肝機能低下が予想される症例**や，**腹水や肝性脳症，門脈圧亢進症による出血症状などの臨床症状がみられる非代償性肝硬変**は治療介入が必要です．**代償性肝硬変でも肝炎が持続し，肝不全や出血症状などの合併症の出現リスクが高い症例やHCC合併例**では，治療介入すべきでしょう（図13-1）．つまり，本稿のQuestionにある肝硬変の症例では，治療適応のある患者が多いのですが，後述のようにインターフェロンによる治療は副作用が強く肝不全を増悪させる危険があるため，核酸アナログによる治療を選択します．

通常HBVキャリアの場合，35歳ぐらいまでは，自然経過でHBe抗原陽性からHBe抗体陽性へセロコンバージョンして治癒することが多いですが，病態進行の予後不良因子として，男性，

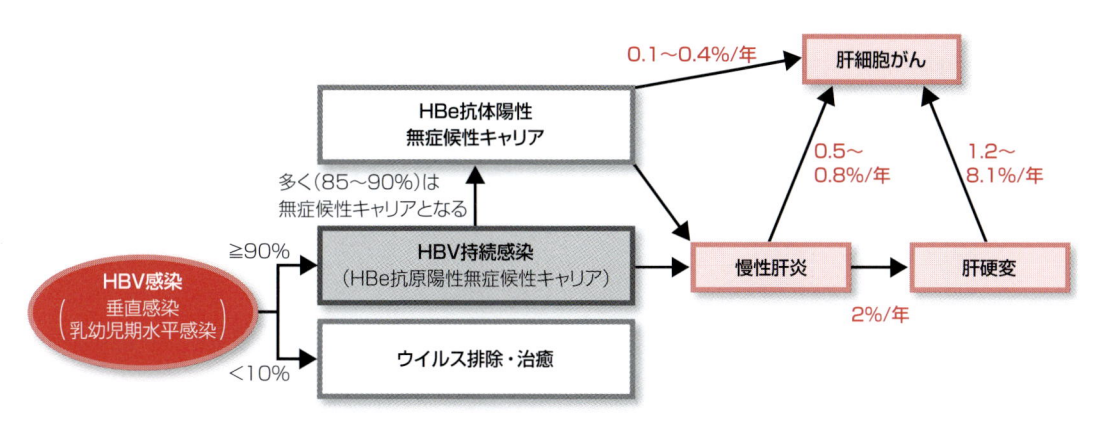

●図13-1　HBV感染症の自然経過と治療介入が必要な症例

35歳ぐらいまでは，自然経過でHBe抗原陽性からHBe抗体陽性へセロコンバージョンして無症候性キャリアとなる症例が多いですが，病態進行の予後不良因子を評価したうえで，治療介入の必要性を検討する必要があります．D肝炎に伴う急激な肝機能低下が予想される症例や，非代償性肝硬変は早急に治療介入が必要です．代償性肝硬変でも肝炎が持続し，合併症の出現リスクが高い症例やHCC合併例では，治療介入すべきでしょう．

文献1から転載，一部改変

genotype C，肝細胞がんの家族歴，アルコール多飲者，HIVやHCVなどとの共感染などが報告されていますので[1]，これらの臨床因子を評価したうえで，治療介入の必要性を検討する必要があります．また，ひとたびセロコンバージョンした症例でも，変異ウイルスの出現によりHBV-DNA再上昇を認める症例では病態の進行，発がんリスクが高いため，生検により肝組織の活動性や線維化の評価を十分行ったうえで，治療介入の必要性を検討すべきです．

さらに，肝細胞がんを発症した症例ではがん再発予防のためにもHBV-DNA量を低値に保つことが推奨されています[2]．また，無症候性HBsキャリア症例や，すでにHBs抗原が排除された症例であっても，免疫抑制剤や抗がん剤使用時にはHBV再燃がみられることがあり抗ウイルス療法の適応となることがあります[1]（**Q5**参照）．

2 インターフェロンと核酸アナログ，どちらを使う？

早期の肝硬変ではインターフェロンと核酸アナログのいずれも使用できますが，非代償期肝硬変症例ではインターフェロン治療は肝不全を誘発することから禁忌であり，**非代償期肝硬変と考えられる症例には核酸アナログの投与**を行います．核酸アナログの抗ウイルス効果はインターフェロンより強力であり，HBV-DNAの陰性化，ALT正常化のみならず，肝線維化の改善もみられます[3]．B型肝炎に対するインターフェロン治療に関しては他稿（**Q9**参照）をご参照いただきたいと思います．

インターフェロンに比較し核酸アナログによる副作用は非常に軽度であることが報告されています[4]．核酸アナログ製剤による乳酸アシドーシス，脂肪肝，ニューロパシー，急性膵炎などの副作用が懸念されていましたが，実際にこれらの副作用の報告は非常に稀で，因果関係がはっきりしている症例はわずかであることが明らかになりました．多くの臨床研究で一般的に報告される副作用は，頭痛，咽頭炎，下痢であり[5-7]，核酸アナログとの因果関係がはっきりした重篤な副作用は認めなかったようですが，薬剤耐性ウイルス出現に伴うブレークスルー肝炎や，核酸アナログの1つアデホビル投与時の腎障害は注意が必要で，定期的なHBV-DNA量のチェックと肝機能および腎機能モニターは必要です．ただ，腎障害に関しては欧米でアデホビル30〜60 mg投与症例の治療開始後半年くらいで出現することが報告されていますが，わが国で通常使用されている10 mgという投与量での腎障害発症は稀で，万が一発症した場合も治療後にクレアチニン値を慎重にモニタリングすることで早期発見，対応が可能であると考えられています．

核酸アナログの治療で最も注意が必要なのは，内服を止めると，ほとんどの場合ウイルスが再増殖して肝障害が再発するため，**よくなっても中止することができない**，ということです．またこれらの核酸アナログ製剤には**催奇形性の危険**があるので，これからお子さんをつくる予定のある患者に投与することは控えなければいけません．しかし，すでに肝硬変の症例にとっては，病気の進展阻止，肝細胞がんの発生予防は臨床上非常に重要であることは誰もが認めるところであり，このことを**十分患者に説明し，納得していただくことが重要**だと思います．

▶ MEMO ▶

HBVキャリアの自然経過はウイルスのgenotypeや増殖状態などと密接に関係しており，自然経過でHBe抗体陽性無症候性キャリアとなる症例から，炎症の持続するもの，肝硬変やHCCに至るもの，変異ウイルス出現によりHBV再増殖をきたすものなど，その病態はさまざまです．治療方針の決定には，HBe抗原-抗体の測定だけでなく，HBV-DNA量やgenotype，コアやプレコア変異といった遺伝子変異の測定に加えて，肝生検により肝組織における炎症と線維化の状態を的確に評価し，治療方針を決定することが重要といえます．

> ⚠ 注意
>
> C型肝炎においては血小板値が肝線維化の指標になることが報告されていますが[8]，B型肝炎では血小板値と肝線維化に乖離がみられることがあります．病態を評価するためには肝生検による組織診断が重要となりますので，くれぐれもHBe抗原-抗体と血小板の値をみるだけで病態を評価するのではなく，肝機能障害が持続している患者さんではHBV-DNA量をチェックし，専門医へのコンサルトが必要かどうか検討する必要があります．

患者コミュニケーション

HBe抗体陽性無症候性キャリアの大半は臨床的に問題にならないのですが，前述のように変異ウイルス出現によるHBV再増殖や，それに伴う病態進行の可能性もありますし，HCC発症の有無に関しては引き続き注意が必要です．病態が落ち着いている人でも，6〜12カ月ごとに定期チェックが必要であり，肝機能障害がある患者では1〜3カ月ごとの定期検査が必要であることを患者にお話しする必要があります．

また，肝機能障害のある患者では，肥満やアルコールによる脂肪性肝炎を合併していることも多いため，食事運動療法による減量や禁酒を指導しましょう．

専門医へのコンサルト

すでに肝硬変の合併症が認められる症例は，基本的には肝臓専門医へコンサルトが必要です．また，前述のように血小板の値だけでは病態評価が十分できないこともありますので，HBVキャリアで肝機能障害がある症例やHBV-DNA量が高い症例では，専門医を受診して治療の必要性を確認する必要があります．

文献
1) 「慢性肝炎の治療ガイド 2008」．(日本肝臓学会, 編), 文光堂, 2007
2) Sorrell, M. F., et al. : National Institutes of Health Consensus Development Conference Statement: Management of Hepatitis B. Hepatology, 49 : S4–S12, 2009
3) Yang, H. I., et al., Taiwan Community Based Canc S. : Hepatitis B e antigen and the risk of hepatocellular carcinoma. N Engl J Med, 347 : 168–174, 2002
4) Dienstag, J. L. : Benefits and Risks of Nucleoside Analog Therapy for Hepatitis B. Hepatology, 49 : S112–S121, 2009
5) Hoofnagle, J. H., et al. : Management of hepatitis B: Summary of a clinical research workshop. Hepatology, 45 : 1056–1075, 2007
6) Lai, C. L., et al. : Asia Hepatitis Lamivudine Study G. A one-year trial of lamivudine for chronic hepatitis B. N Engl J Med, 339 : 61–68, 1998
7) Hadziyannis, S. J., et al., Adefovir Dipivoxil 438 Study G. : Adefovir dipivoxil for the treatment of hepatitis B e antigen–negative chronic hepatitis B. N Engl J Med, 348 : 800–807, 2003
8) Marcellin, P., et al., Adefovir Dipivoxil 437 Study G. : Adefovir dipivoxil for the treatment of hepatitis B e antigen–positive chronic hepatitis B. N Engl J Med, 348 : 808–816, 2003
9) Forns, X., et al. : Identification of chronic hepatitis C patients without hepatic fibrosis by a simple predictive model. Hepatology, 36 (4) : 986–992, 2003

〈中川美奈〉

第1章 ■B型慢性肝炎

Q14 B型肝炎でどのような患者ががんになりやすいですか？

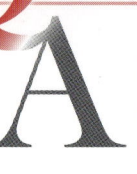

A 宿主因子（性・年齢）以外にウイルス因子（HBV-DNA量・遺伝子変異など）が発がんの予測に有用です．

　HBV持続感染による肝発がんには，HCV持続感染による肝発がんと同様に宿主因子（性・年齢）や肝線維化の進展度がその予測に有用です．しかし，HCVの場合と異なりHBVはウイルス因子（HBe抗原，HBV-DNA量，genotype，遺伝子変異）も発がん予測に有用であり，複数の因子から発がんを予測する必要があります（表14-1）．

1 宿主因子と肝発がん

　男性は女性に比し肝発がんしやすく，また，高齢者の方が発がん率が高率です．

2 肝線維化と肝発がん

　肝線維化の進展に伴い，肝発がん率が高くなります．肝線維化は肝組織のF因子（Fibrosis F0-4，F4は肝硬変）で判断できますが，通常の外来では血小板や線維化マーカー〔ヒアルロン酸・IV型コラーゲン・プロコラーゲンIIIペプチド（PIIIP）〕で代用して肝線維化の進展の程度を判断します．血小板が10万/μL以下の場合は肝硬変に移行している例が多く，定期的な画像（3〜4カ月ごと）および腫瘍マーカー（1〜2カ月ごと）を施行していく必要があります．

> ⚠ **注意**
> HBVによる発がんは高齢者や肝線維化進展例に多く認めますが，HCVによる発がんと比較すると，比較的若年例や肝線維化のあまり進展していない例からも発がんすることも認められるため注意が必要です．

●表14-1 宿主因子・HBウイルス因子と肝発がん

	発がんしやすい	発がんしにくい
性	男性	女性
年齢	高齢	若年
組織進展度	重い	軽い
HBV-DNA量	多い（≧5.0 log copies/mL）	少ない（＜5.0 log copies/mL）
HBe抗原	陽性	陰性
genotype	C	B
プレコア（nt1896）	変異	野生
コアプロモーター（nt1762/1764）	変異	野生

3 ウイルス因子(HBV-DNA量,HBe抗原)と肝発がん

　ウイルス因子で最も重要なのは，血中HBV-DNA量です．HBV-DNA量は病態と相関し，免疫寛容期(成人の頃ぐらいまでのことが多い)を過ぎた状態では，HBV-DNA量が10^5 copies/mL(5 log copies/mL)を超えると，ALTの上昇が認められます(図14-1)．よって，**HBV-DNA量が5 log copies/mLを超えた状態では炎症が持続し発がん**のリスクとなります．HBV-DNA量が5 log copies/mLより低下すればALTは正常化することが多いですが，HBV-DNA量は変動することも多く，よりHBV-DNA量が低い方が肝炎が鎮静化し，発がん率も低下します．

　HBe抗原陽性例はHBV-DNA量高値(通常7 log copies/mL以上)のことが多く，肝炎が持続するため，HBe抗原陰性例に比し発がんしやすいです(図14-2)．ただし，HBe抗原陰性でもHBV-DNA量が5 log copies/mLを超える例ではALTの上昇を認め，発がんのリスクになります．よって，**HBe抗原の有無にかかわらずHBV-DNA量が上昇している(> 5 log copies/mL)例は，抗ウイルス療法でHBV-DNA量を低下させることにより，発がん率が低下**します．

> ⚠️ 注意
> 　HBV-DNA量は変動することもしばしば認められ，1回の検査だけでは判断できないこともあります．経時的にHBV-DNA量を見ることで，より正確な発がんのリスクを予測することが可能になります．

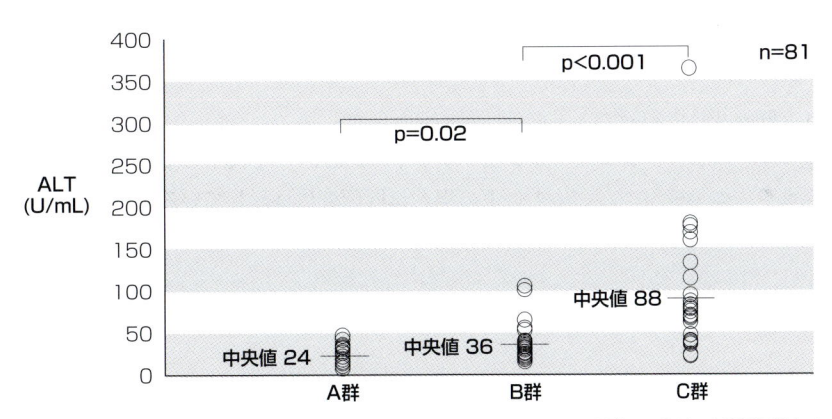

●図14-1　HBV-DNA量とALT

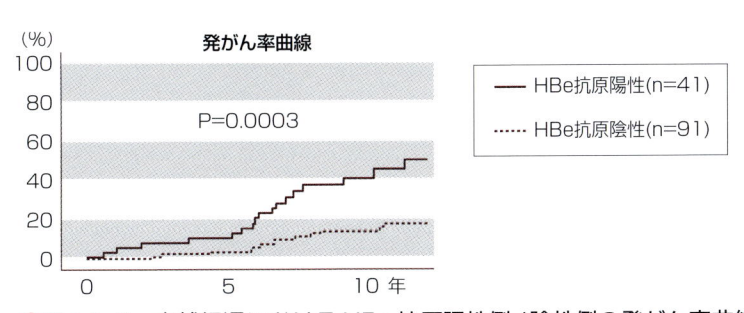

A群(n=19)：HBV-DNA <3.7 log copies/mL
B群(n=31)：HBV-DNA 3.8〜6.0 log copies/mL
C群(n=31)：HBV-DNA >6.0 log copies/mL

●図14-2　自然経過におけるHBe抗原陽性例/陰性例の発がん率曲線

4 ウイルス因子（genotype，遺伝子変異）と肝発がん

genotypeにより発がんは異なります．genotypeの分布は世界の地域により異なりますが，日本を含むアジアで多いgenotype B/Cで比較すると，genotype Cはgenotype Bに比し肝硬変や肝細胞がん例を多く認めます．

HBVプレコア（nt1896）の変異により，HBe抗原の産生が抑制されます．よって，HBVプレコアが野生株から変異株に変化すると，多くの例でHBe抗原の陰性化を認めます．しかしながら，プレコアが野生株のままHBe抗原が陰性化する例も認められ，これらの症例は肝炎が沈静化していることが多く，変異株例に比し発がん率も低いです．

HBVコアプロモーター（nt1762/1764）は免疫寛容期の無症候性キャリアのときは野生株ですが，肝炎を生じると変異株に徐々に変化します．その結果，変異株では肝線維化の進んだ症例や肝細胞がんの症例を多く認め，野生株に比し発がん率が高いです．

> ⚠ **注意**
> プレコアやコアプロモーターの変異はgenotypeにより程度が異なります（genotype Cはgenotype Bに比しプレコア変異しにくく，コアプロモーター変異しやすい）．また，プレコアはHBe抗原の有無，コアプロモーターは免疫寛容期かどうかによって，解釈が異なりますので，総合的に判断する必要があります．

患者コミュニケーション

宿主因子・肝線維化・ウイルス因子から発がん率が高いと予測される症例には，定期的な画像検査や採血が必要であることを説明する必要があります．また，HBV-DNA量高値の症例には抗ウイルス療法の適応について説明する必要があります．

専門医へのコンサルト

発がんのリスクが高い症例については，採血以外に数カ月ごとの画像の検査が必要になることもあるため，肝臓専門医にコンサルトする必要があります．また，HBV-DNA量高値例は抗ウイルス療法が必要になる可能性があるため，肝臓専門医にコンサルトする必要があります．

文献
1) Chu, C. J., et al. : Quantitative serum HBV DNA levels during different stages of chronic hepatitis B infection. Hepatology, 36（6）: 1408-1415, 2002
2) Yang, H. I., et al. : Hepatitis B e antigen and the risk of hepatocellular carcinoma. N Engl J Med, 347（3）: 168-174, 2002
3) Kao, J. H., et al. : Hepatitis B genotypes correrale with clinical outcomes in patients with chronic hepatitis B. Gastroenterology, 118 : 554-559, 2000
4) Orito, E., et al. : A case-control study for clinical and molecular biological differences between hepatitis B viruses of genotypes B and C. Japan HBV Genotype Research Group. Hepatology, 33（1）: 218-223, 2001
5) Kobayashi, M., et al. : Precore wild-type hepatitis B virus with G1896 in the resolution of persistent hepatitis B virus infection. Intervirology, 46 : 157-163, 2003
6) Kao, J. H., et al. : Basal core promoter mutations of hepatitis B virus increase the risk of hepatocellular carcinoma in hepatitis B carriers. Gastroenterology, 124 : 327-323, 2003

〈渡邉秀樹〉

第2章 ■ C型慢性肝炎

Q15 C型肝炎で慢性肝炎と肝硬変をどのように見分けたらよいですか？

A 腹腔鏡検査，肝生検が最も確実な診断ですが簡単には行えない検査です．血小板数や画像検査などを組み合わせて総合的に判断します．

C型肝炎ウイルスの慢性持続感染によって肝組織に壊死炎症反応が起こり，慢性肝炎から代償性肝硬変，非代償性肝硬変へと経時的に病態が進行します．非代償性肝硬変へと進行すると肝機能の低下，門脈圧亢進に伴う黄疸，腹水，肝性脳症などの症状を引き起こすため診断は容易です．しかし，代償性肝硬変は症状に乏しく，慢性肝炎（F3）と代償性肝硬変（F4）の鑑別は困難です．肝線維化進展診断のgolden standardは腹腔鏡検査による肝表面の肉眼的な観察や肝生検です[1]が侵襲やサンプリングエラーなどの問題があり[2]，これらに代わる非侵襲的な診断法が研究されています．

1 肝硬変の症状

1. 黄疸

肝硬変に進行すると肝機能低下によるビリルビン代謝障害によって黄疸をきたし，黄疸による皮膚瘙痒感などが認められます．

2. 腹水

低アルブミン血症や門脈圧亢進によってナトリウムと水分の貯留をきたし腹水や浮腫を認めます．

3. 肝性脳症

アンモニアやγ-アミノ酪酸などの物質が血中や脳内に増加することによって肝性脳症を引き起こします．昼夜逆転，異常行動，羽ばたき振戦など多彩な精神症状，神経症状を認めます．

4. 消化管出血

門脈圧亢進に伴う食道胃静脈瘤や門脈圧亢進性胃症によって消化管出血を惹き起こすことがあります．

2 血液検査

・脾機能亢進によって汎血球減少を起こします．特に血小板数は肝線維化の進行に伴って経時的に減少することが知られています．F1は血小板15〜18万，F2は13〜15万，F3が10〜13万，F4が10万以下と血小板数によっておおまかに線維化の程度を推測することができます（図15-1）．

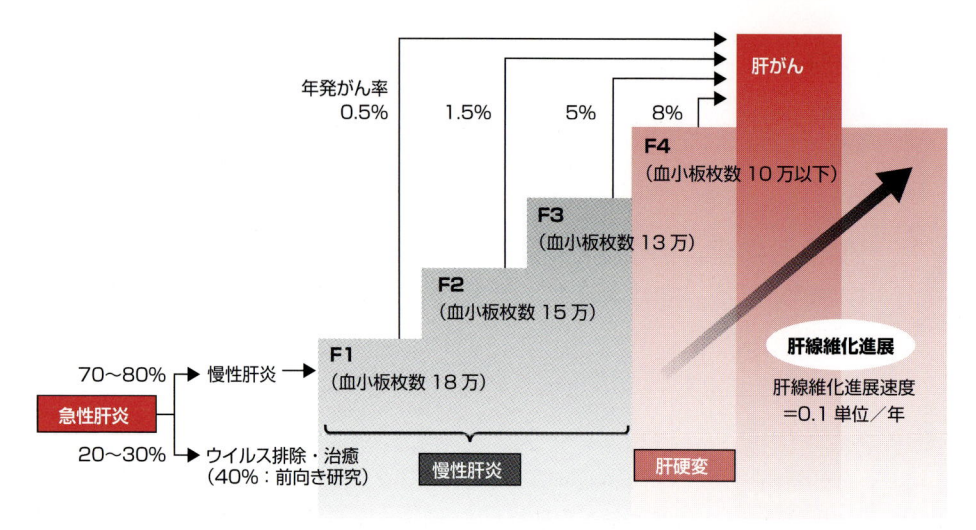

```
                                            肝がん
                                    ↑
                    年発がん率  1.5%  5%  8%
                    0.5%              F4
                                      (血小板枚数 10 万以下)
                                F3
                                (血小板枚数 13 万)
                          F2
                          (血小板枚数 15 万)           肝線維化進展
                    F1                              肝線維化進展速度
70～80%  慢性肝炎→  (血小板枚数 18 万)                =0.1 単位／年
急性肝炎
20～30%  ウイルス排除・治癒
         (40％：前向き研究)    慢性肝炎        肝硬変
```

●図 15-1　C 型肝炎の自然経過と肝がんへの進展
文献 5 から転載，一部改変

- 肝細胞の合成能の低下によってアルブミン，コリンエステラーゼ，コレステロールの低下，プロトロンビン時間の延長などを認めます．
- 肝硬変が進行すると**黄疸**を認めるようになり**ビリルビンの上昇**を認めます．
- 肝臓でのアンモニアに対する解毒作用の低下，門脈大循環シャントの形成によって血中アンモニア高値をきたし肝性脳症を引き起こします．
- 線維化の指標としてヒアルロン酸，Ⅳ型コラーゲン，Ⅲ型プロコラーゲンN端末ペプチドなどがありますが精度は十分なものではありません．

3 画像検査（US，CT）

- 肝硬変では**肝表面の凹凸，辺縁鈍化，肝右葉萎縮，左葉腫大**やエコー検査にて**内部エコーの不均一**を認めます．
- 肝硬変における画像検査の役割は肝硬変の診断だけではなく**合併症の検査**が主要な役割となります．肝細胞がんの出現，腹水，脾腫や食道胃静脈瘤の有無を簡便に検査することができます．
- 肝の画像所見および合併症の有無をみることで肝硬変を診断することができます．

4 腹腔鏡検査・肝生検

- **腹腔鏡を用いて肝表面を肉眼的に観察する**ことは確実な形態学的診断法といえ，肝硬変の診断に有用です．
- **肝生検を行って病理学的に肝線維化の診断を行う**ことも有用な検査といえます．
- 慢性肝炎と肝硬変の鑑別には腹腔鏡検査および肝生検が最も有用な検査ですが侵襲を伴うこと，肝生検ではサンプリングエラーが起こりうることなどが問題となります．

5 非侵襲的な肝硬変の診断法

　腹腔鏡検査・肝生検が最も有用な肝硬変の診断法ですが，侵襲を伴うためすべての患者に行うことはできません．そこでさまざまな非侵襲的な方法が研究されています．

1. ファイブロスキャン®

　体表から低周波の剪断波を送出することで肝臓の弾性値を計算する方法であり，線維化の進行に伴って弾性値が増加することが知られています．非侵襲的にくり返し検査できるためその有用性が報告されています[3]．

2. FIB-4 index

　（年齢×AST）／（血小板数［10^9/L］×$ALT^{1/2}$）にて算出されます．線維化進行（F3-4）予測においてFIB-4 index＞3.25で線維化進行している確率が80％と高い有用性が報告されています．一般的な検査項目のみで簡便に算出することができる利点があります[4]．

> **MEMO**
> 肝線維化の進行に伴って発がん率が増加してくることが知られています．肝線維化を正確に把握することが肝細胞がんの早期発見，治療にも重要となります．

患者コミュニケーション

　代償性肝硬変は無症状であることも多いため，自覚のないまま肝硬変に進行し，肝細胞がんが出現するなどの可能性もあります．この点を患者本人に十分理解してもらい定期的な通院，検査が必要であることを説明することが重要です．

専門医へのコンサルト

　慢性C型肝炎ではインターフェロン治療でウイルスを除去し肝硬変，肝がんへの進行を予防することが治療の目標となります．肝硬変に進行する前に肝臓専門医と連携し治療を導入することが重要です．また，すでに肝硬変に進行してしまっている患者も肝細胞がんや食道胃静脈瘤など合併症の予防および早期発見，治療が重要です．このような合併症を認めた場合も早急にコンサルトする必要があります．

文献
1) Dienstag, J. L. : The role of liver biopsy in chronic hepatitis C. Hepatology, 36 (5 Suppl 1) : S152-S160, 2002
2) The French METAVIR Cooperative Study Group : Intraobserver and interobserver variations in liver biopsy interpretation in patients with chronic hepatitis C. Hepatology, 20 (1 Pt 1) : 15-20, 1994
3) Sandrin, L., et al. : Transient elastography: a new noninvasive method for assessment of hepatic fibrosis. Ultrasound Med Biol, 29 (12) : 1705-1713, 2003
4) Sterling, R. K., et al. : Development of a simple noninvasive index to predict significant fibrosis in patients with HIV/HCV coinfection. Hepatology, 43 (6) : 1317-1325, 2006
5) 「慢性肝炎の治療ガイド2008」．（日本肝臓学会，編），p23, 2008

〈玉城信治〉

第2章 ■ C型慢性肝炎

Q16 C型肝炎の治療の適応基準：どのような患者を治療すべきですか？

A 原則として，ALT異常値を示すHCV感染成人は全例抗ウイルス療法の適応です．ALT値正常例では，ALT 31 IU/L以上，または血小板数15万未満の症例では治療を検討します．

1 C型肝炎の自然経過

HCVに感染すると自然治癒は稀であり，その多く（70〜80%）が持続感染し，肝炎の慢性化に伴い慢性活動性肝炎から肝硬変，肝がんへと進展します．平均8〜10年で肝線維化ステージは1段階上昇するといわれており，線維化が進むにつれ発がんリスクは上昇し，肝硬変（F4）では年率約8%の発がん率となります．わが国の年間肝がん死亡者数は3万人を超え（悪性腫瘍臓器別では男性第3位，女性第5位），年々増加傾向にあり，その約70%がHCV感染者です．したがって，肝発がん抑止のためには，**ウイルス排除**と**肝線維化進展予防**が治療の目標となります．

2 C型慢性肝炎に対する治療の適応

原則として，**ALT異常値を示すHCV感染を認める成人は全例抗ウイルス療法の適応**となります．2010年3月に改訂された厚生労働省研究班から出されている治療ガイドラインでもウイルス量，genotype（serotype），治療歴などを考慮し治療法が選択されます[1]．初回治療ガイドライン（**表16-1**）では，**HCV-RNA量が5.0 log IU/mL以上の高ウイルス量症例ではPEG-IFN（ペグインターフェロン）＋RBV（リバビリン）併用療法が第一選択**となります．**低ウイルス量症例（5.0 log IU/mL未満）では**，IFN単独療法とRBV併用療法での著効率に差がみられないことから，**従来型のIFNもしくはPEG-IFNα2a（ペガシス®）単独療法が第一選択**となります．

● 表16-1　C型慢性肝炎に対する初回治療ガイドライン

	genotype 1	genotype 2
高ウイルス量 5.0 log IU/mL 300 fmol/L 1 Meq/mL　以上	PEG-IFNα2b＋リバビリン（48〜72週間） PEG-IFNα2a＋リバビリン（48〜72週間）	PEG-IFNα2b＋リバビリン （24週間）
低ウイルス量 5.0 log IU/mL 300 fmol/L 1 Meq/mL　未満	IFN（24週間） PEG-IFNα2a（24〜48週間）	IFN（8〜24週間） PEG-IFNα2a（24〜48週間）

文献1から転載，一部改変

3 ALT正常C型肝炎に対する治療

　ALT正常値内の無症候性キャリアに関しては，従来までは経過観察とされてきましたが，ALT 31IU/L以上の症例あるいは，ALT 30 IU/L以下であっても血小板数15万未満の場合には肝線維化進展例が存在することが報告されています．発がん抑制をめざした血清ALT正常C型肝炎例への抗ウイルス治療ガイドライン（表16-2）ではALT 31 IU/L以上の症例は遺伝子型，ウイルス量，年齢を考慮し通常のC型慢性肝炎に準じて治療法を選択すべきとしており，ALT 30 IU/L以下であっても**血小板数15万未満の場合**は可能であれば**肝生検を施行しF2A2以上の症例では抗ウイルス療法**を考慮，また**肝生検非施行例では2～4カ月ごとに血清ALT値を測定し，異常を示した時点で抗ウイルス療法**を考慮することが勧められています[1]．

4 高齢者C型肝炎に対する治療の適応

　高齢者では，高血圧や糖尿病などの合併症，身体的条件などからIFNあるいはPEG-IFN＋RBV併用療法の適応とならないことも多くなります．また，副作用による減量中止例も多く，SVRも低率です．高齢者でSVRが低下する原因として投薬率の低下や肝線維化進展例が多いことなどが影響していると考えられますが，高齢者でも肝がん発症のリスクが高い症例では積極的に治療介入をする必要があると考えられます．治療介入が必要と判断された高齢者では，副作用中止が多いことを認識し，**宿主因子（F因子，Hb値），ウイルス因子（ISDR（interferon sensitivity determining region, インターフェロン感受性領域），コア変異）による治療効果予測**を事前に行ったうえでIFN導入について検討し，ひとたび治療導入した症例では**薬剤投与量の調節により副作用軽減に努めながら治療完遂をめざす**ことが重要です．

> ⚠️ **注意**
> 次のような症例はIFN治療非適応になります．コントロール困難な心疾患，重度のうつ病・自殺念慮または自殺企図などの重度の精神病状態，重篤な肝機能障害，IFN製剤に対する過敏症など．
> 高度の腎機能障害と透析患者ではRBVは禁忌ですが，IFN単独治療であれば適応になります（**Q22**参照）．

● 表16-2　発がん抑制をめざした血清ALT正常C型肝炎例への抗ウイルス治療ガイドライン

		血小板数	
		≧15×10⁴/μL	<15×10⁴/μL
ALT値	≦30 IU/L	2～4カ月ごとに血清ALT値フォロー．ALT異常を呈した時点で完治の可能性，発がんリスクを評価し，抗ウイルス療法を考慮．	線維化進展例がかなり存在する．可能なら肝生検を施行しF2A2以上の例に抗ウイルス療法を考慮．肝生検非施行例は2～4カ月ごとに血清ALT値を測定し，異常を示した時点で抗ウイルス療法を考慮．
	31～40 IU/L	65歳以下は抗ウイルス療法の考慮．	慢性肝炎治療に準じる．※

※遺伝子型，ウイルス量，年齢などを考慮し，通常のC型慢性肝炎治療に準じて，治療法を選択する．
文献1から転載，一部改変

患者コミュニケーション

　現在AST，ALT値などが正常の場合でも病期が進み，肝がんのハイリスク群になっている可能性が高いことを説明し，専門医の検査・評価を一度は受けてもらいます．治療を先延ばしにし年齢を重ねると治療効果が低下し，発がんのリスクも同時に増えることを説明することが大切です．

文献　1）熊田博光：肝硬変を含めたウイルス性肝疾患の治療の標準化に関する研究．「平成20年度厚生科学研究費補助金　肝炎等克服緊急対策研究事業（肝炎分野）報告書」，2009

〈坂本直哉〉

第2章 ■C型慢性肝炎

Q17 C型肝炎に対する各種インターフェロン治療薬は，どのように使い分ければよいのですか？

A ウイルスの型・量・遺伝子変異および患者の治療効果にかかわる因子を考慮して使い分けます．

　C型慢性肝炎における最大かつ最終の治療目標は，肝がんの抑止とそれによる生存率の改善です．肝がんの抑止のためには，インターフェロンを中心とした抗ウイルス療法によるウイルス駆除が，最も効果的であり第一選択となります[1]．インターフェロン治療によるウイルス駆除率は，感染しているウイルスの型（genotype）・量・遺伝子変異および宿主側の年齢・性別・肝線維化の程度・遺伝子多型により異なります．

　一方，ウイルス駆除が達成しにくい難治例や，副作用などによりウイルス駆除をめざした治療が適応とならない症例では，肝炎進展を予防し発がんリスクを低下させる目的で，ALT値とAFP値の正常化あるいは安定化をめざした治療が適応となります．こちらの治療においても，インターフェロンは中心的役割を担っており，わが国ではインターフェロン少量長期療法がよく行われています．

　したがって，C型慢性肝炎に対するインターフェロン治療は，個々の症例において，ウイルス側因子と宿主側因子を評価して，**ウイルス駆除をめざした治癒目的の治療**か，**肝炎進展予防（発がん予防）目的の治療**かを選択し，それぞれについてどのインターフェロン治療薬を選択するかを決定します．本稿では，ウイルス駆除をめざした治療におけるインターフェロンの使い分けについて解説しますので，肝炎進展予防（発がん予防）目的の治療については，Q20とQ31を参考にしてください．

1 初回治療について　―インターフェロン単独か，リバビリン併用か？

　インターフェロンによる抗ウイルス効果は，ウイルスのgenotypeとウイルス量に大きく依存します．わが国には主にgenotype 1b, 2a, 2bの3つが存在しますが，インターフェロンの効果は，genotype 1b＜2b＜2aの順に高くなります．現在のところ，ウイルス・genotypeの測定には保険適用がありませんが，ウイルス・serotypeには保険適用があり，一般的にgenotype 1bはserotype 1に，genotype 2aと2bはserotype 2に分類されます．一方，ウイルス量は，5 log/mL未満（リアルタイムPCR法で測定）の症例の方がそれ以上の症例よりインターフェロンの効果は高いことが知られています．したがって，まず**ウイルス・genotype（serotype）とウイルス量を測定して，どの治療法を選択するかを評価**します．

　この治療法の選択に際しては，厚生労働省の肝硬変を含めたウイルス性肝疾患の治療の標準化に関する研究班によるガイドラインが参考になります（表17-1）．平成22年度の初回治療についてのガイドラインでは，最も難治とされる，genotype 1型かつ高ウイルス量症例では，**ペグインターフェロンαとリバビリン併用療法またはインターフェロンβとリバビリン併用療法**が推奨されており，**投与期間は48〜72週**とされています．また，genotype 2型においても

● 表17-1　平成22年度のC型慢性肝炎に対する初回治療ガイドライン

	genotype 1	genotype 2
高ウイルス量 5.0 log IU/mL 300 fmol/L 1 Meq/mL 以上	PEG-IFN α 2b（ペグイントロン®）+ リバビリン（レベトール®）（48〜72週間） PEG-IFN α 2a（ペガシス®）+ リバビリン（コペガス®）（48〜72週間） IFN β（フエロン®）+ リバビリン（レベトール®）（48〜72週間）	PEG-IFN α 2b（ペグイントロン®）+ リバビリン（レベトール®）（24週間） IFN β（フエロン®）+ リバビリン（レベトール®）（24週間）
低ウイルス量 5.0 log IU/mL 300 fmol/L 1 Meq/mL 未満	IFN（24週間） PEG-IFN α 2a（ペガシス®） （24〜48週間）	IFN（8〜24週間） PEG-IFN α 2a（ペガシス®） （24〜48週間）

文献2から転載，一部改変

高ウイルス量症例では，**ペグインターフェロンα2bとリバビリン併用療法**または**インターフェロンβとリバビリン併用療法**が推奨されていますが，こちらは**24週投与**が標準治療となっています．一方，低ウイルス量症例では，リバビリンの併用は行わず，**通常型インターフェロンまたはペグインターフェロンα2a単独による24〜48週投与**が推奨されています．

2 再治療について　—リバビリン併用療法が基本

初回治療時，なぜ効かなかったかを評価して治療法を選択します．再治療についても，厚生労働省の研究班によるガイドラインが参考になります[2]．例えば，genotype 1型かつ高ウイルス量のいわゆる難治例で，初回治療時インターフェロン治療が再燃または無効症例への再投与は，**インターフェロンαまたはβとリバビリンの併用療法を48〜72週間施行**することが基本となります．また，低ウイルス量症例でも，再投与は**インターフェロンとリバビリン併用療法**が治療の基本とされます．

3 genotype 1型かつ高ウイルス量症例における治療期間について

治療中の抗ウイルス効果や宿主因子を評価して，48週か72週かなど症例により最適化します．例えば，治療中の13週〜36週にHCV-RNAが陰性化した症例では72週投与が推奨されます．また，9週〜12週の陰性化例でも，50歳以上の女性，血小板13万/μL以下または架橋形成を伴う高度線維化（F3）の症例などでは，48週治療では再燃率が高いため72週投与が推奨されます．

4 インターフェロンαとβの使い分け

インターフェロンαには，通常型製剤とペグ化製剤があります．ペグインターフェロンαは，作用時間が長いので週1回ごとの皮下投与を行います．これに対して，インターフェロンβは現在のところ通常型製剤のみで静脈内投与されます．

うつ病・うつ状態などインターフェロンαが不適応の症例や**前回ペグインターフェロンαと**

リバビリン併用療法でうつ状態が出現した症例に対しては，比較的精神症状が出にくいとされるインターフェロンβとリバビリン併用療法を選択します．また，**血小板が低値でペグインターフェロンαの困難な症例**も，インターフェロンβとリバビリン併用療法が効果的なことがあります．

MEMO

難治例とされるgenotype 1型かつ高ウイルス量症例においては，治療効果を決める因子をさらに詳しく評価して治療方針を決めます．最近の知見では，C型肝炎ウイルスのNS5A遺伝子に存在するインターフェロン感受性決定領域（ISDR）に変異のない野生型の症例や，コア遺伝子の70番および91番にアミノ酸変異を有する変異型の症例では，ペグインターフェロンとリバビリン併用療法の治療効果が乏しいことが知られています．さらに，われわれ宿主の19番染色体上のIL-28B遺伝子近傍に存在する遺伝子多型（SNP）が，ヘテロまたはマイナーホモ接合体の症例では，治療効果が非常に乏しいことがわかっています．

患者コミュニケーション

C型肝炎は，放置すると肝硬変や肝がんへ進展するリスクが高い疾患であることを理解していただきましょう．そしてそれを防ぐためには，インターフェロンを中心とした抗ウイルス療法によるウイルス駆除が最も効果的であることをわかっていただき，病態の評価と治療方針の決定のために専門医の受診を促しましょう．

専門医へのコンサルト

C型肝炎に対するインターフェロン療法には，各種ガイドラインが作成されています．しかし，病態の解明や治療法の進歩は目覚しく，これらガイドラインも新規治療薬の開発状況を考慮して毎年改訂されています．したがって，治療薬をどのように使い分けるかは，最新の知見を駆使した専門的診療が必要とされます．C型肝炎の治療方針や治療適応を決定する際には，専門医との密接かつ継続的な連携が必須です．

文献
1) Asahina, Y., Tsuchiya, K., Tamaki, N., et al. : Effect of Aging on Risk for Hepatocellular Carcinoma in Chronic Hepatitis C Virus Infection. Hepatology, 52 : 518-527, 2010
2) 熊田博光：肝硬変を含めたウイルス性肝疾患の治療の標準化に関する研究．「平成22年度厚生労働省厚生科学研究費　肝炎等克服緊急対策研究事業（肝炎分野）」，2010

〈朝比奈靖浩〉

第2章 ■C型慢性肝炎

Q18 インターフェロン治療前に検査すべき全身疾患・合併症は何ですか?

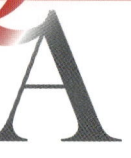

A 糖尿病,高血圧,甲状腺疾患,自己免疫疾患,精神疾患,脳血管障害,間質性肺炎などです.

インターフェロンには多彩な副作用がありますが,治療開始前に検査を行うことでリスクを把握したり,回避することができるものもあります.(**表18-1, 表18-2**)

1 C型肝炎以外の肝疾患の合併

肝臓の他疾患の合併がないか,抗核抗体や免疫グロブリンの測定などを行います.抗核抗体の上昇やIgGの上昇があれば**自己免疫性肝炎**を,胆道系優位な肝障害があれば,**胆石の合併やアルコール肝障害,原発性胆汁性肝硬変**の合併も考慮する必要があります.

肝生検を行い,病理結果があれば,他の肝疾患の合併があるかはっきりします.

特に自己免疫性肝炎はインターフェロン治療で増悪することがあるので注意が必要です.

2 甲状腺疾患

C型肝炎あるいは治療中の合併症として,**甲状腺の機能異常**をきたすことがあり,インター

●表18-1　C型肝炎の肝外臓器合併症

・混合型クリオグロブリン血症※
・晩発性皮膚ポルフィリン症※
・メサンギウム増殖性糸球体腎炎
・膜性増殖性糸球体腎炎※
・膜性腎症
・蚕食性角膜潰瘍(Mooren潰瘍)
・自己免疫性甲状腺炎
・Sjögren症候群
・ぶどう膜炎,強膜炎
・扁平苔癬(四肢,口腔に多い)
・特発性肺線維症
・自己免疫性血小板減少性紫斑病
・Ⅱb型自己免疫性肝炎
・B細胞性非Hodgkinリンパ腫
・単クローン性γグロブリン血症

合併症は免疫異常と関連して発症し,肝炎の活動性とは関連しない
※は特にC型肝炎と強い関連性が証明されている疾患
文献1から転載

●表18-2　インターフェロン前の検索項目

・血圧測定
・採血
　血算・生化学検査各項目,免疫グロブリン,抗核抗体,抗ミトコンドリア抗体,HCVグルーピング,HCV-RNA(TaqMan法),AFP, FT3, FT4, TSH, HbA1cなど.
・検尿
・心電図検査
・胸腹部X線
・眼科診察
・心療内科診察

その他,けいれんや脳血管障害の既往があれば脳波や頭部CTを行うなど適宜追加検査を行う

フェロン治療開始前に，甲状腺疾患を有する場合はコントロールすることが重要で，また治療中にも厳重なモニターが必要です．

3 脳血管障害

糖尿病と高血圧の合併はインターフェロン治療中，**脳血管障害**発症のリスク因子であり，特に高齢者（70歳以上）では注意が必要です．あらかじめ血糖値や血圧の管理が必要です．また脳血管障害の既往がある症例では，十分なインフォームドコンセントが必要です．

4 精神疾患

うつ病がインターフェロン治療中に悪化する可能性があるので，事前の精神状態の把握と適切な治療，および精神科医との併診が必要です．

5 間質性肺炎

C型肝炎の肝外合併症として**間質性肺炎**があり（表18-1），インターフェロン治療で悪化すると重症化します．
胸部X線の確認が必要で，疑いがあれば呼吸器科医との連携が必要です．
また，治療中も**空咳**などの症状がないか確認が必要です．

6 妊娠

リバビリンは動物実験で**催奇形性**の報告があるため，男女とも治療中は避妊が必要となりますので，妊娠出産の予定がないか確認が必要です．

7 眼病変

眼病変の合併症として，治療中に**眼底出血**があるため，事前に眼科での**眼底の評価**が必要です．

8 心疾患

治療中，**心疾患（不整脈・心筋梗塞など）**の報告などもあり，心臓の基礎疾患のある場合は循環器科との連携も必要となります．

> ⚠ 注意
> 慢性肝炎であっても，肝細胞がんが合併していることが稀にあります．インターフェロン治療前に腹部超音波などであらかじめ肝細胞がんの合併がないかの検索が必須となります．

▶ MEMO
2001年から抗核抗体陰性かつ自己免疫性肝炎が強く疑われる症例に限り保険でLKM-1の測定が可能になりまし

た．この抗核抗体陰性かつ抗肝腎ミクロゾーム抗体（抗LKM-1抗体）陽性例がⅡ型自己免疫性肝炎とされ，そのなかのHCV抗体陽性例がⅡb型とされています．通常のⅠ型自己免疫性肝炎（抗核抗体陽性または抗平滑筋抗体陽性）ではAIHスコアが10以上ではプレドニゾロンやUDCA（ウルソデオキシコール酸），9以下ではインターフェロンが推奨されます．一方，Ⅱb型では，病態の主座は自己免疫ではなく，むしろHCVの持続感染とされ，インターフェロン治療の適応とされています．

患者コミュニケーション

インターフェロン治療は以前と比べて副作用が軽減されてきています．また，治療効果も向上してきており，合併症に注意しながら治療を組んでいきます．副作用についてはあらかじめ注意点がわかってきており，極度に不安になる必要はなく，適応があれば積極的に治療を予定していきます．

専門医へのコンサルト

インターフェロンは副作用の問題から合併症があると躊躇する傾向がありますが，ウイルス側の因子によっては短期間の治療や負担の少ない治療でも治癒に至る可能性もあります．治療適応に迷う症例でも一度は専門医へのコンサルトをお勧めします．

文献
1)「慢性肝炎の治療ガイド2008」．（日本肝臓学会，編），文光堂，pp20-37, 2008
2) 戸田剛太郎, 他：「肝臓病 専門医にきく最新の臨床」．（戸田剛太郎，他編），中外医学社，pp110-122, 2003
3) 荒瀬康治：Ⅰ．C型肝炎ウイルス（HCV）C型慢性肝炎の治療 IFN療法の副反応とその対策．日本臨床，62（増刊7）：519-522, 2004
4) 米田俊貴, 他：Ⅰ．C型肝炎ウイルス（HCV）特殊型C型肝炎の臨床特論 自己免疫性肝炎例におけるHCV関連抗体，HCV-RNA, HCV genotypeの検索．日本臨床，62（増刊7）：654-657, 2004
5) 穂苅厚史, 他：Ⅰ．C型肝炎ウイルス（HCV）特殊型C型肝炎の臨床特論 HCV関連マーカー陽性自己免疫性肝炎の臨床像および免疫遺伝学的背景—HCVマーカー陰性群との比較—．日本臨床，62（増刊7）：658-662, 2004
6) Miyakawa, H., et al.：So-called "type Ⅱb autoimmune hepatitis" is not categorized in autoimmune hepatitis. Am J Gastroenterol, 90：1365, 1995

〈上田　研〉

第2章 ■C型慢性肝炎

Q19 ペグインターフェロン・リバビリン療法の副作用にはどのようなものがありますか？

A 発熱，血球減少，精神症状など多彩な副作用があり，なかには命にかかわるものもあります．

インターフェロン治療中は多彩な副作用が出現する可能性があり（表19-1），頻度は少なくても重篤な副作用もあるので，副作用の種類，頻度，重症度（表19-2），対処法の理解が必要です．また重篤な副作用の出現時にはインターフェロンの減量や中止を考慮します（表19-3）．

1 感冒様症状

約80％の人で感冒様症状がみられます．発熱の程度には個人差があり，多くの人で"慣れ"がみられ，治療を続けていくうちに高い発熱を認めなくなることが多いです．対策は**解熱鎮痛薬の投与〔アセトアミノフェン，NSAID（nonsteroidal anti inflammatory drug，非ステロイド性抗炎症薬）など〕**で，薬で解熱させてもインターフェロンの効果には影響しないといわれています．

2 血球減少

白血球減少，血小板減少，貧血はインターフェロン治療中ほとんどの人でみられ，白血球減少時は人ごみを避け手洗いうがいをする，血小板減少時は打撲や転倒を避けるなど日常生活の注意が必要です．血球減少への対処法は**インターフェロンの減量，中止**です（表19-3）．リバビリン併用時は，より貧血が生じやすく注意が必要です．

● 表19-1 各種副作用の平均的な出現時期

投与初期（1週間以内）	発熱，全身倦怠感，関節痛，頭痛，悪寒
投与中期（1〜8週目）	血液：血小板減少，貧血 精神症状：うつ病，せん妄など 神経症状：意識消失，知覚異常，片頭痛など 腎臓：浮腫，腎不全，蛋白尿など 心臓：不整脈など 眼：眼底出血，眼痛，視野狭窄など 皮膚：脱毛，皮膚炎など
投与後期（2カ月目以降）	糖尿病の発症や悪化 呼吸器：間質性肺炎 自己免疫性疾患：甲状腺機能異常，自己免疫性肝炎，関節リウマチ 脳血管障害 感染症 横紋筋融解症

3 精神神経症状

治療中に不眠，うつ傾向などが出現することがあります．悪化した場合は自殺企図の危険もあるので，これらの症状が現れた場合は早期に**精神科医による診察**を要します．

●表19-2 インターフェロンの副作用の特徴

	頻 度	重症度	特 徴
発熱	ほぼ必発	軽症	徐々に改善することが多い
血球減少	ほぼ必発	軽症	血球減少の程度に応じて投与量を調節
精神神経症状	約10%	中等〜重症	不眠で始まることが多い 重症化傾向がみられたら直ちに投与中止 インターフェロンβでは少ない
蛋白尿	5〜10%	軽症	インターフェロンβで多い
甲状腺機能異常	5%以上	軽〜中等症	投与3〜6カ月後に多い
糖尿病	5%以上	軽〜中等症	
眼底出血	5%以上	軽〜重症	失明に至るのは稀．眼科での定期フォローが望ましい．
注射部位の腫脹	5%以上	軽症	
脱毛	5%以上	軽症	可逆性
AST・ALT上昇	5%以上	軽症	稀に重篤な肝障害もあるので注意
間質性肺炎	非常に稀	重症	疑われたら直ちに中止
脳出血	非常に稀	重症	リバビリンとの併用療法で報告あり

●表19-3 インターフェロンの減量・中止基準

1. ペグインターフェロンα2a（ペガシス®）
リバビリンとの併用療法において

	90μgに減量	中止
好中球数	750 /mm³未満	500 /mm³未満
血小板数		50,000 /mm³未満
ヘモグロビン量		8.5 g/dL未満

2. ペグインターフェロンα2b（ペグイントロン®）
リバビリンとの併用療法において

	半量に減量	中止（リバビリンも中止）
白血球数	1,500 /mm³未満	1,000 /mm³未満
好中球数	750 /mm³未満	500 /mm³未満
血小板数	80,000 /mm³未満	50,000 /mm³未満

リバビリンの減量基準

	減量	中止
心疾患なし	ヘモグロビン10 g/dL未満	ヘモグロビン8.5 g/dL未満
心疾患あり	ヘモグロビン10 g/dL未満 投与前値より2 g/dL以上の低下が4週間持続	ヘモグロビン8.5 g/dL未満 減量後4週間してもヘモグロビンが12 g/dL未満

4 甲状腺機能異常

インターフェロンは種々の自己免疫性疾患を誘発する可能性があります．なかでも甲状腺機能異常は比較的高頻度であり，動悸，発汗，下痢（甲状腺機能亢進の症状），または冷え症，便秘（甲状腺機能低下の症状）などの症状が現れた場合は，**TSH，FT3，FT4などをチェック**した方がよいでしょう．甲状腺機能異常出現時にインターフェロンを続けるか，減量するか，中止するかに関しては一定のコンセンサスは得られておらず，重症度やウイルス量の減り具合なども含めて総合的に判断します（例：甲状腺機能異常に伴う症状があり，かつウイルスの減少が少なくSVR困難が予測される場合は中止．症状が少しあってももう何週間か続ければSVRが得られそうなら継続など）．年齢，性別，もともとの甲状腺の大きさ，ウイルス量などが，甲状腺機能異常の発現率と関連するという報告[1]もあります．

5 糖尿病

治療中に糖尿病の発症や悪化が生じることがあります．高血糖は眼底出血や脳出血のリスクも高めるため**経口血糖降下薬やインスリン注射を併用**しますが，それでも血糖値をコントロールできない場合は**治療の中止も考慮**します．

6 眼底出血

治療中に網膜の虚血性変化や眼底出血が出現することがあります．血小板低値，糖尿病，高血圧，高脂血症などはリスク因子となります．多くは自然治癒しますが，治療開始前と開始後数週間は眼底検査が必要であり，リスクのある人は定期的な眼底検査も受けた方がよいでしょう．

7 皮膚疾患

皮疹の種類や重症度はさまざまで，軽い痒みを伴う湿疹や注射部の発赤が多いようです．軽症が多く，外用薬や抗ヒスタミン薬の内服〔例：ジフェンヒドラミン軟こう（レスタミンコーワ®）1日数回塗布，オロパタジン塩酸塩（アレロック®）1回5 mg 1日2回など〕を行いながらインターフェロンを続けられる人がほとんどです．ただし皮膚の扁平苔癬はインターフェロン投与によって増悪する可能性があり，治療中止の報告もあります．

8 脱毛

投与開始2～3カ月後より生じることが多く，治療終了後3～6カ月で元に戻ります．

9 間質性肺炎

頻度は0.1％未満と非常に稀ですが命にかかわる重篤な副作用で，**直ちにインターフェロン中止と適切な治療**が必要となります．空咳や労作時呼吸困難などがみられた場合，胸部X線やCT，血液検査（LDH，CRP，SP-D，KL-6），血液ガスなどの検査を行います．診断確定後は直ちにインターフェロンを中止し，**ステロイドホルモン**の大量投与などを行います．間質性肺

炎は小柴胡湯を併用している人に多く，インターフェロン中は**小柴胡湯の併用は禁忌**で，もともと小柴胡湯を内服していた人はインターフェロン開始の少なくとも数週間前から小柴胡湯を中止する必要があります．

10 脳出血

頻度はごく稀で，もともと高血圧や糖尿病などの脳出血のリスクをもっていた人に多いため，本当にインターフェロンと関連するかどうかは明らかになっていません．インターフェロン治療中は適切な血圧や血糖値のコントロールが大切です．

11 催奇形性

リバビリンには催奇形性があるため，インターフェロン・リバビリン併用療法中は**避妊**が必要です．またインターフェロン単独でもアカゲザルで流産の報告があり，インターフェロン治療中〜治療終了後6カ月までは避妊が必要となります．

患者コミュニケーション

インターフェロン治療は，頻回の通院，長期の治療期間，経済的負担，副作用出現への不安など，さまざまなストレスを伴う可能性が高く，治療開始前に十分な説明をして患者の理解を深めると同時に，良好な医師患者関係を作っておくことが大切です．

専門医へのコンサルト

インターフェロン治療の導入は肝臓専門医が行うことが望ましく，治療中も肝臓専門医や眼科医，精神科医との密な連携が必要です．間質性肺炎や眼底出血，うつ病などが疑われた場合は早期に専門医にコンサルトすべきです．

文献
1) Friedrich-Rust, M., Theobald, J., Zeuzem, S., et al. : Thyroid function and changes in ultrasound morphology during antiviral therapy with pegylated interferon and ribavirin in patients with chronic hepatitisC. J Viral Hepat, 16 (3) : 168-177, 2008
2) Balan, V., Schwartz, D., Wu, Gy., et al. : Erythropoietic response to anemia in hepatitis C patients receiving combination pegylated interferon/rinavirin. Am J Gastroenterol, 100 (2) : 299-307, 2005
3) Pawełczyk, T., Białkowska, J., Jabłkowski, M., et al. : Depressive disorders and symptoms accompanying pegylated interferon alpha and ribavirin treatment of chronic hepatitis C patients, Pl Merkur Lekarski, 24 (144) : 516-520, 2008.

〈平山慈子〉

第2章 ■C型慢性肝炎

Q20 C型肝硬変はインターフェロン治療の適応になりますか？

A 代償性肝硬変であれば適応となり，肝がんと肝硬変合併症の抑止効果を認め予後を改善します．

　C型慢性肝炎における最大の治療目標は，肝がんと肝硬変合併症の抑止による生存率の改善です．肝硬変症例では，慢性肝炎症例に比し発がんリスクが高く，治療要求度は慢性肝炎症例よりむしろ高いといえます．肝硬変症例におけるインターフェロン療法のウイルス駆除率や忍容性は，慢性肝炎に対するそれらよりも劣りますが，インターフェロンによりウイルス駆除が得られれば，肝がんおよび肝不全や胃・食道静脈瘤破裂などの肝硬変合併症の発生が抑止されることが示されています（図20-1）．したがって，非代償性肝硬変でない症例で，適応があれば，インターフェロンによるウイルス駆除療法が第一選択となります．

　しかし，ウイルス駆除が達成しにくい難治例や，副作用などによりウイルス駆除をめざした治療が適応とならない症例では，肝炎進展を予防し発がんリスクを低下させる目的で，ALT値とAFP値の正常化あるいは安定化をめざした治療が適応となります．これらを目的として，わが国ではインターフェロン少量長期療法や肝庇護療法がよく行われています．

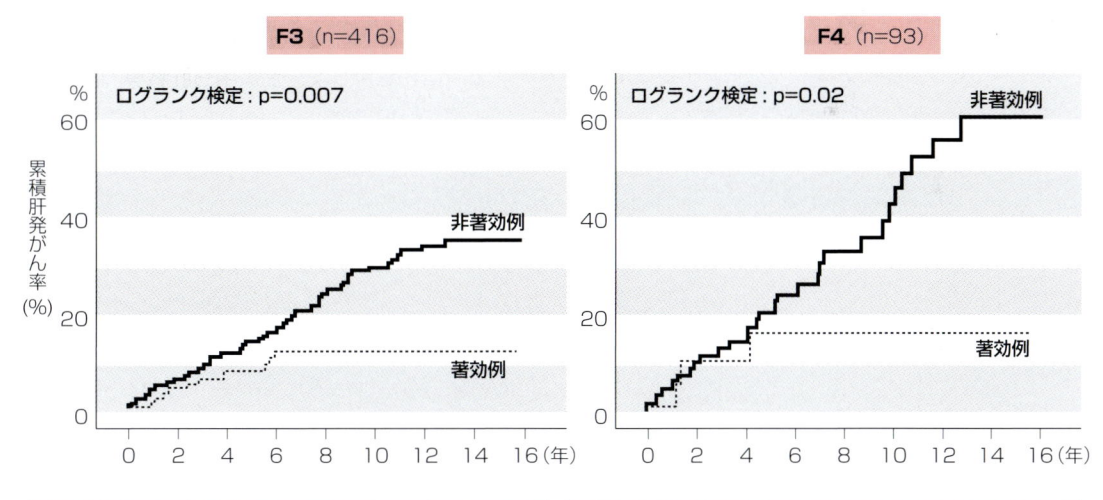

F3 (n=416) ログランク検定：p=0.007

F4 (n=93) ログランク検定：p=0.02

著効 (n=103)		5年	10年	15年
	HCC event	7	10	10
	Pt. at risk	67	36	9
	HCC %	7.3%	11.8%	11.8%
非著効 (n=313)	HCC event	37	62	69
	Pt. at risk	194	87	48
	HCC%	12.7%	28.5%	35.0%

著効 (n=21)		5年	10年	15年
	HCC event	73	3	3
	Pt. at risk	14	12	2
	HCC%	15.6%	15.6%	15.6%
非著効 (n=72)	HCC event	14	24	28
	Pt. at risk	47	16	1
	HCC%	20.3%	45.7%	60.3%

●図20-1　ウイルス駆除で得られる発がん抑制効果（武蔵野赤十字病院のデータ）
HCC event（肝細胞がん発生数），Pt. at risk（リスクのある症例数），HCC%（累積発がん率）

1 ウイルス駆除をめざしたインターフェロン治療

厚生労働省の肝硬変を含めたウイルス性肝疾患の治療の標準化に関する研究班によるガイドラインによると，genotype 1bかつ高ウイルス量の症例では，天然型インターフェロンα（スミフェロン®）が，それ以外の症例では，天然型インターフェロンα（スミフェロン®）またはインターフェロンβ（フエロン®）が治療薬として推奨されています．

1. 投与方法

投与方法は，初回投与量600万IU（国際単位）をできる限り連日投与（2～8週間）し，その後は慢性肝炎と同様に48週以上の長期投与が望ましいとされています．スミフェロン®は，肝硬変に対しては自己注射が認められていませんが，慢性肝炎であれば自己注射が認められており，患者のQOL改善が期待されます．genotype 1かつ高ウイルス量症例を含めた全体でのスミフェロン®のウイルス駆除率は30％で，低ウイルス量症例に限れば69～80％の著効率が得られます．また，genotype 1型かつ高ウイルス量症例を除いた症例におけるフエロン®のウイルス駆除率は39％と報告されています．

肝硬変症例に対してはペグインターフェロンまたはリバビリンの併用療法が承認されるのが待たれます．

2. 血小板低値の場合

さて，肝硬変症例では血小板低値例が多く，インターフェロンが使いにくい症例にもしばしば遭遇します．これに対しては，特に血小板数が5万/μL以下の肝硬変例では，インターフェロン療法の治療効果を十分検討のうえ，脾摘術または脾動脈塞栓術を施行した後に，インターフェロン療法を導入するのが望ましいとされています．

2 肝炎進展予防（発がん予防）目的のインターフェロン治療

ウイルス駆除が達成しにくい難治例や，副作用などによりウイルス駆除をめざした治療が適応とならない症例では，ALT値とAFP値の正常化あるいは安定化をめざした治療が適応となります．厚生労働省のガイドラインでも，C型代償性肝硬変に対するインターフェロン投与で，12週間以上経過しても血中のHCV-RNAが陰性化しない症例では，**肝がん予防をめざした300万IUによる長期投与（少量長期療法）**を行うべきとされています．

少量長期療法の発がん抑止効果については，わが国の研究でその有用性が次のように報告されています．すなわち，通常のインターフェロン治療によりウイルス駆除が得られなかった症例に対して，2年以上にわたり天然型インターフェロンαの投与を受けた群では，インターフェロンの投与を受けなかった群に比べて有意に肝がんの発生が低下したとする報告です[1]．

これに対して，2008年に米国で発表されたHALT-Cスタディでは，ペグインターフェロンα2aとリバビリンの併用療法を行ったがウイルス駆除が得られなかった症例1,050例を対象として，ペグインターフェロンα2a 90μg投与群と非投与群に無作為に割付けし，3.5年間を観察期間として，線維化の進行や肝発がんについて前向きに検討しました．その結果，ペグインターフェロンα2a投与群では，ALTの有意な低下やウイルス量の低下および肝組織の炎症の改善は認められたものの，線維化の抑制や肝発がんおよび臨床的予後については，有意な改善効果を認めませんでした[2]．したがって，この結果から米国では，ペグインターフェロンのいわ

ゆる少量長期療法は推奨できる治療としては認められていません．しかし，HALT-Cスタディでは，わが国の症例に比し，より若年で肝発がんリスクの少ない症例を対象としており[3]，観察期間も3.5年と比較的短期間であるという問題点もあり，わが国におけるこのデータの解釈については，議論の余地が残されています．最近になって，HALT-Cスタディの追跡調査の解析データが発表され，肝硬変患者におけるペグインターフェロンα2の長期投与の発がん抑止効果が示されました[4]．

MEMO ▶

肝がん根治後の肝硬変に対しても，インターフェロン療法の効果が認められます．インターフェロン療法によりウイルス陰性化が得られれば，肝予備能の低下が防止でき，2回目以降の肝がん再発が抑制されると報告されています．

⚠ 注意

肝硬変症例であっても，漫然と診療してはならず，インターフェロン療法の適応を常に念頭におくべきです．しかし，すでに腹水や黄疸などを認める非代償性肝硬変では，インターフェロン療法は，安全性と効果の観点から推奨されません．

患者コミュニケーション

C型肝硬変は肝発がんや肝不全，胃・食道静脈瘤破裂といったリスクが高い病態であることを理解していただきましょう．そしてそれを防ぐためには，インターフェロンを中心とした抗ウイルス療法が効果的であることをわかっていただき，病態の評価と治療方針の決定のために専門医の受診を促しましょう．

専門医へのコンサルト

C型肝硬変に対するインターフェロン療法は，期待される効果や予後改善効果および副作用などを総合的に評価して適応を決める必要があります．これには，最新の知見を駆使した専門的診療が必要とされます．C型肝硬変は，漫然と診療してはいけない病態ですので，専門医との密接かつ継続的な連携が必要です．

文献
1) Arase, Y., Ikeda, K., Tsubota, A., et al. : Interferon therapy for 2 years or longer reduces the incidence of hepatocarcinogenesis in patients with chronic hepatitis C viral infection. Intervirology, 47 : 355-361, 2004
2) Di Bisceglie, A. M., Shiffman, M. L., Everson, G. T., et al. : Prolonged therapy of advanced chronic hepatitis C with low-dose peginterferon. N Engl J Med, 359 : 2429-2441, 2008
3) Asahina, Y., Tsuchiya, K., Tamaki, N., et al. : Effect of Aging on Risk for Hepatocellular Carcinoma in Chronic Hepatitis C Virus Infection. Hepatology, 52 : 518-527, 2010
4) Lok, A. S, Everhart, J. E., DiBisceglie, A. M., et al. : Maintenance peginterferon therapy and other factors associated with hepatocellular carcinoma in patients with advanced hepatitis C. Gastroenterology, 2010, in press

〈朝比奈靖浩〉

第2章 ■C型慢性肝炎

Q21 C型肝炎ではどのような患者が肝がんになりやすいですか？

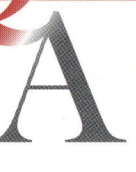

A 肝線維化進行例，ALT高値，男性，高齢，アルコール，肥満，糖尿病といった症例は肝がんになりやすいので注意が必要です．

1 肝線維化

C型肝炎では肝がんが大きな問題となりますが，どのような患者が肝がんになりやすいかを知ることは経過をみていくうえで重要です．肝線維化が進行した症例では発がんのリスクが高まります．しかし肝線維化を評価するには肝生検が必要ですが，すべての患者に肝生検を行うことは困難です．**血小板数**は簡便に測定でき肝線維化の進行をある程度予測できるので参考にしてください（表21-1）．

2 肝組織の炎症

肝組織で炎症が起こると肝細胞が破壊され**ALT**が上昇します．ALTの高い症例では肝発がんのリスクが高いことがわかっており，肝発がん予防のためALT値を下げる必要があります．目標としては**30 IU以下**としてください．

3 インターフェロン

C型慢性肝炎，C型肝硬変ともにインターフェロン治療によってウイルスが排除されれば発がんのリスクはかなり低下します．ウイルスが排除されなかった場合のインターフェロンの発がん抑制効果については議論のあるところですが，インターフェロン治療が可能であれば発がん抑制のためにも積極的に治療を行うことが望ましいです．

> **MEMO**
> 本邦ではインターフェロンにより発がんが抑制されたという報告がありますが，欧米では発がん抑制効果はないと考えられていましたが，最新の大規模研究により，肝硬変に対するペグインターフェロン少量長期治療が，発がんを抑制することが示されました．

●表21-1 肝線維化と発がん率

病期	10年間の推定発がん率	簡単な目安
F1（軽度）	5％	血小板数 17〜20万
F2（中等度）	10〜15％	血小板数 14〜17万
F3（高度）	30〜50％	血小板数 12〜14万
F4（肝硬変）	60〜70％	血小板数 10万以下

4 性・年齢

男性，高齢者は肝がんが発生しやすく注意が必要です．

5 嗜好

アルコール飲酒はC型肝炎においても肝発がんの危険因子です．特に**大量飲酒とC型肝炎ウイルス感染**は相乗的に発がんリスクを高めます．肝臓を保護するために飲酒は可能な限り避けることが賢明です．

また，**タバコ**も肝発がんの危険因子であることが報告されております．タバコは他のがんや心血管イベントの危険因子でもあり禁煙を勧めてください．

6 代謝因子

肥満や糖尿病といった代謝因子はさまざまながんの危険因子であることが注目されていますが，C型肝炎でも関連が指摘されています．C型肝炎ウイルスは肝臓への脂肪沈着を促進しますが，肝臓での脂肪沈着が多いと発がんが多いことが報告されています．糖尿病患者では発がんが多いことが報告されていますが，その機序として糖尿病におけるインスリン抵抗性が高インスリン血症を引き起こし，インスリンやそれに伴い上昇するIGFが発がんを促進すると考えられています．

> **MEMO**
>
> 酸化ストレスと発がんとの関連が近年話題となっています．酸化ストレスは糖尿病や肥満とも密接な関連があり，8-OHdG（8-hydroxy-2'-deoxyguanosine）や4-HNE（4-hydroxy-2-nonenal）などと発がんの関連が注目されています．今後このような酸化ストレスマーカーが肝発がんのハイリスク群の拾い上げに用いられるようになるかもしれません．

> ⚠ **注意**
>
> インターフェロン治療でウイルスが排除されても高齢者，肝線維化進行例などでは発がんリスクが高いため定期的な画像検査などが必要です．

患者コミュニケーション

C型肝炎では肝臓がんが患者の予後を大きく左右します．そのためにはALTを抑えることが重要であり，ALT高値であればインターフェロンやグリチルリチン製剤の注射，瀉血といった治療が必要になることを理解していただく必要があります．また，肥満，糖尿病も発がんに関与するため，肥満や糖尿病がある患者では積極的に栄養指導や運動療法をお勧めしてください．

専門医へのコンサルト

肝硬変症例やインターフェロン治療無効例であっても発がん抑制を目的にインターフェロンが適応になる場合があります．適応の判断に迷う場合は肝臓専門医へコンサルトしてください．

文献
1) Lok, A. S., et al : Incidence of hepatocellular carcinoma and associated risk factors in hepatitis C-related advanced liver disease. Gastroenterology, 136（1）: 39-42, 2009
2)「C型肝炎に起因する肝がん撲滅を目指して」.（社団法人日本肝臓学会, 編), pp2-3, 2007
   http://www.jsh.or.jp/medical/hepatitis-c/book04.pdf
3) Camma, C., Giunta, M., Andreone, P.& Craxi, A. : Interferon and prevention of hepatocellular carcinoma in viral cirrhosis: an evidence-based approach. J Hepatol, 34（4）: 593-602, 2001
4) 西口修平, 泉並木, 日野啓輔, 鈴木文孝, 熊田博光, 伊藤義人, 朝比奈靖浩, 田守昭博, 平松直樹, 林紀夫, 工藤正俊：日本肝臓学会コンセンサス神戸2009：C型肝炎の診断と治療. 肝臓, 50（11）: 665-677, 2009

〈細川貴範〉

第2章 ■C型慢性肝炎

Q22 透析患者のC型肝炎の頻度はどのくらいですか？また治療はどうすればいいのですか？

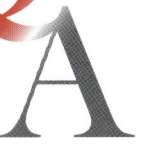

A 透析患者の約10％がHCV抗体陽性と報告されています．一般に透析患者のC型慢性肝炎のALT値は低値であることが多いですが，肝線維化が進行していると考えられる症例では，積極的にインターフェロンによる抗ウイルス療法を考慮することが望ましいです．

1 透析患者におけるC型慢性肝炎の頻度は？

透析患者の約10％がHCV抗体陽性と報告[1]されています（図22-1）．なかでも，高齢患者，透析歴の長い患者（図22-2），輸血歴のある患者ではHCV抗体陽性率が高いとされています．1990年に遺伝子組み換えヒトエリスロポエチン（EPO）製剤が使用できるようになってからは，腎性貧血改善のために頻回に行われていた輸血の機会が減り，HCV感染のリスクが減りました．

2 透析患者のALT値は？

透析患者の血清ALT値は，**健常人（非透析患者）より低値**を示すことが知られています．ビタミンB6（ALTの酵素活性を示す際に必要である補酵素）が，透析患者では欠乏しているためといわれています．

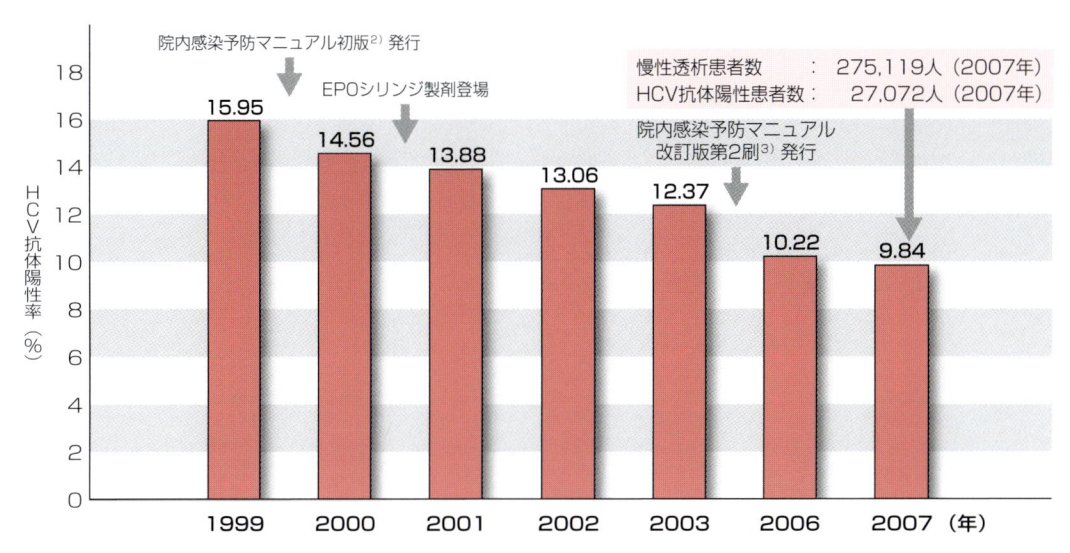

●図22-1　わが国の透析患者のHCV抗体陽性率の年次推移
文献1から転載

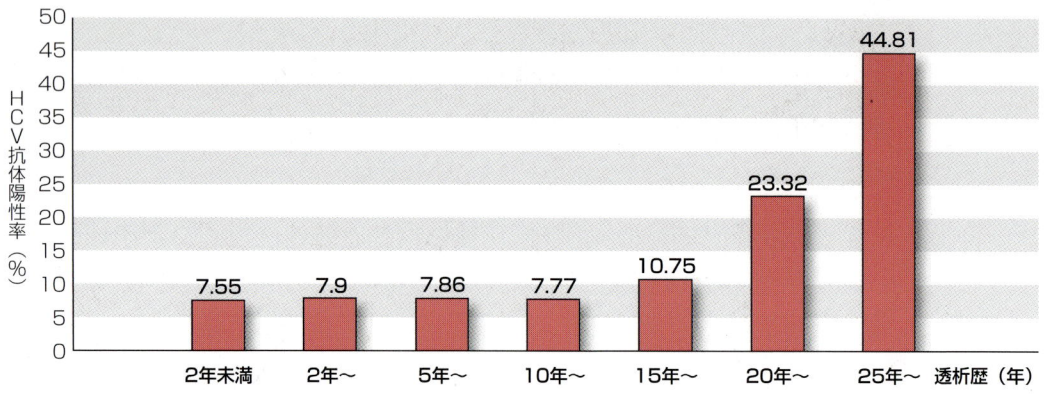

●図22-2　わが国の透析患者のHCV抗体陽性率と透析歴の関係
文献1から転載

3　HCV抗体陽性の透析患者のALT値は？

　HCV抗体陽性の透析患者は，陰性の患者よりも血清ALT値は高値であると報告されています．しかし，**高値といっても健常人（非透析患者）の正常範囲内にとどまることが多いです**．透析患者ではALT値が20 IU/L以上，あるいは基準値上限の2分の1以上で肝炎の活動性を疑うといった報告[4,5]があります．

4　HCV抗体陽性の透析患者の肝線維化の評価は？

　肝線維化の評価として肝生検が望ましいですが，透析患者は出血傾向があり注意が必要です．非侵襲的な肝線維化の指標である血小板数は，長期透析患者では透析自体で血小板数の減少が生じてしまうため，評価が困難な場合があります．Schiavon LLらは透析患者のAST値/血小板数で肝線維化を推定でき，0.8以上ではF2以上の線維化があると報告[6]しています．

5　C型慢性肝炎の透析患者に対して治療は必要か？

　従来，透析患者のALT値は低値なので肝病態は軽微であるといった考えや，透析患者の予後は不良で肝障害があっても予後決定因子にはならないといった考えなどから，C型慢性肝炎の治療はあまり重要視されませんでした．しかし，医療の進歩によって透析患者の予後が延長し，HCV感染が透析患者や腎移植患者の予後に影響を与えるといった報告が散見されるようになりました．健常人と同様に，透析患者のC型慢性肝炎に対する治療は必要で，**インターフェロン（IFN）による抗ウイルス療法が治療の第一選択**です．

6　C型慢性肝炎の透析患者に対してのインターフェロン治療は？

　現在わが国において透析患者のC型慢性肝炎に対するIFN治療の適応や標準的な治療に関するガイドラインは策定中です．健常人（非透析患者）に対してはペグインターフェロン（PEG-IFN）＋リバビリン併用療法が標準的治療ですが，**透析患者へのリバビリン投与は禁忌**とされており，**従来型IFN単独**あるいは**PEG-IFN単独療法**となります．また，IFN製剤は主に腎代謝であるため，**健常人よりも減量して投与**する必要があります．

● 表 22-1　ペグインターフェロンの単独治療の成績

	投与量	SVR (P=0.07)	発熱 (P=0.03)	中止率 (P=0.04)
PEG-IFN α-2a (n=25)	135 μg/週　24週間	48%	低 ∧ 高	低 ∧ 高
IFN α-2a (n=22)	3 MU×3/週　24週間	20%		

文献7を参照作成

7　C型慢性肝炎の透析患者に対してのペグインターフェロン単独治療の成績

PEG-IFN α-2a 単独投与による血中濃度の動態に関しては，健康成人に180μg投与した場合と透析患者に90μg投与した場合（海外では135μg）とがほぼ同等であったと報告されています．実際の報告例でも**1回あたりの投与量は90～135μg**が多くみられます．

Liuらは PEG-IFN α-2a 135μg/週（n=25）と IFN α-2a 3MU×3/週（n=22）をともに24週間投与し，PEG-IFNと従来型IFNとの比較をRCTで行いました．SVR（sustained virological response，持続性ウイルス学的著効）がそれぞれ48％と20％でPEG-IFNの方が高い傾向（p=0.07）となり，また発熱（p=0.03）や中止率（p=0.04）もPEG-IFNで有意に低い結果であったと報告[7]しています（**表22-1**）．

PEG-IFNを投与した他の報告例からも，**従来型IFN単独療法よりもPEG-IFN単独療法の方がSVR率は高く，副作用や中止率も少ない**とされています．わが国では精神神経症状が少ないβ型IFN300～600万単位／日を週3日点滴も行われています．

> ⚠ 注意
>
> リバビリンは腎排泄であるため，透析患者ではリバビリンによる溶血性貧血の恐れがあり，わが国のIFNの添付文書では透析患者または高度の腎機能障害の患者へのリバビリン投与は禁忌とされています．

患者コミュニケーション

IFN投与中にはさまざまな副作用が出現します．副作用の早期発見や対策がIFN治療成績の向上に結びつくことをしっかり理解してもらい，安全にIFN治療を継続することが重要です．

専門医へのコンサルト

透析患者のC型慢性肝炎にIFN治療を導入すべきかについては，肝病態ばかりでなく透析自体による予後や年齢，合併症なども総合して考慮する必要があります．また，ALT値が基準値以内であったとしても肝線維化進展例も存在するため，C型慢性肝炎の透析患者は肝臓専門医に治療方針をコンサルトすることが望ましいです．

文献
1) 日本透析医学会統計調査委員会：「図説わが国の慢性透析療法の現況（2007年12月31日現在）」，日本透析医学会，2008
http://docs.jsdt.or.jp/overview/index2008.html
2) 「透析医療における標準的な透析操作と院内感染予防に関するマニュアル」，（厚生科学特別研究事業　透析医療における感染症の実態把握と予防対策に関する研究班　平成11年度報告書），2000
http://www1.mhlw.go.jp/topics/touseki/tp0225-1_11.html

3）「透析医療における標準的な透析操作と院内感染予防に関するマニュアル　改訂版　第2刷」．（厚生労働科学研究費補助金　医薬安全総合研究事業　院内感染を防止するための医療用具及び院内環境の管理及び運用に関する研究，分担研究　透析に関する院内感染対策），2004
http://www.mhlw.go.jp/topics/2004/10/tp1005-1.html
4）Fabrizi, F., Martin, P., Dixit, V., et al. : Meta-analysis: Effect of hepatitis C virus infection on mortality in dialysis. Aliment Pharmacol Ther, 20 : 1271-1277, 2004
5）Lopes, E. P., Gouveia, E. C., Albuquerque, A. C., et al. : Determination of the cut-off value of serum alanine aminotransferase in patients undergoing hemodialysis, to identify biochemical activity in patients with hepatitis C viremia. J Clin Virol, 35 : 298-302, 2006
6）Schiavon, L. L., Schiavon, J. L., Filho, R. J., et al. : Simple blood tests as noninvasive markers of liver fibrosis in hemodialysis patients with chronic hepatitis C virus infection. Hepatology, 46 : 307-314, 2007
7）Liu, C. H., Liang, C. C., Lin, J. W., et al. : Pegylated interferon alpha-2a versus standard interferon alpha-2a for treatment-naive dialysis patients with chronic hepatitis C: a randomised study. Gut, 57 : 525-530, 2008

〈葛谷貞二〉

第2章 ■C型慢性肝炎

Q23 ペグインターフェロン・リバビリン併用治療効果を予測する方法はありますか？

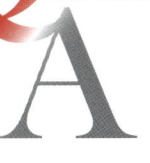

A ウイルス側・宿主側・薬剤因子の3つを含めて治療効果を予測して，改善することが重要です．

1 ウイルス型とPEG-IFN・RBV併用治療効果

わが国のC型慢性肝炎はインターフェロン（IFN）が奏効しにくいgenotype 1b型・高HCV-RNA量の難治性症例が7割を占めています．ペグインターフェロン（PEG-IFN）・リバビリン（RBV）併用による48週間の治療でsustained virological response（持続性ウイルス学的著効：SVR）率の向上がみられ，難治例でも40〜50％のSVRが得られるようになりました．

難治症例で約半数の症例でSVRが得られるため治療効果について，治療開始前に予測することが重要です．これまで併用療法に関する治療効果に関連する因子として，ウイルス側や宿主側のさまざまな要因があげられています[1, 2]．特にウイルス変異やコレステロール代謝，肝脂肪化が重要視されています．さらに最近では，宿主遺伝子IL28Bのsingle nucleotide polymorphism（一塩基多型：SNP）がPEG-IFNとRBV併用に対する治療反応性に深く関与することが明らかにされました[3, 4]．しかし，IL28BのSNPは臨床的には測定することができないため，本稿では実際の臨床で使用できる因子について述べます．

2 HCVのコア領域とNS5A遺伝子変異の関与

genotype 1b型C型慢性肝炎に対するPEG-IFNとRBV併用療法においては，コア領域のaa70とaa91変異が早期抗ウイルス反応（early virological response：EVR）に重要です[5]．コア領域aa70がアルギニン以外とaa91がロイシン以外に変異している場合にはEVRが得にくくnon-responseになる確率が高いです．われわれの施設で検討すると，最終的にコアaa70の変異があると治療中のHCV-RNA陰性化が低くSVRが低いという結果でした（図23-1）．

さらにEnomotoらによって報告されたNS5A領域のinterferon sensitivity determining region（インターフェロン感受性領域：ISDR）アミノ酸変異数[6]が多いほど治療反応性がよくなりました．特にISDRが0，1の変異数が少ないと，治療終了時のHCV-RNA陰性化率が同じであっても，2カ所以上の変異を有する例に比較してSVR率が低くなりました（図23-2）．これは治療終了後の再燃（relapse）がISDR変異0，1個の難治例で多いことを表しています．そこで両者を組み合わせて治療前に効果を予測することが重要です．

3 薬剤投与量

PEG-IFNとRBVはいずれも予定投与量の80％以上を確保することがSVR率向上のために重要であり，治療期間とあわせて80・80・80ルールが主張されてきました．しかし，最近

Schiffmanらによって投与開始初期のPEG-IFNの投与量が重要であり,PEG-IFNが十分量投与された場合にはリバビリンは60%以上の投与量であればよいと報告されました[7].したがって,PEG-IFN投与量を確保することが第一に重要であるといえます.

一方,RBVは投与量が不足すると再燃しやすいです.貧血によってRBVの投与量を減らした場合には,治療期間を72週間に延長した方がよいといえます.

Core 70 変異の有無別

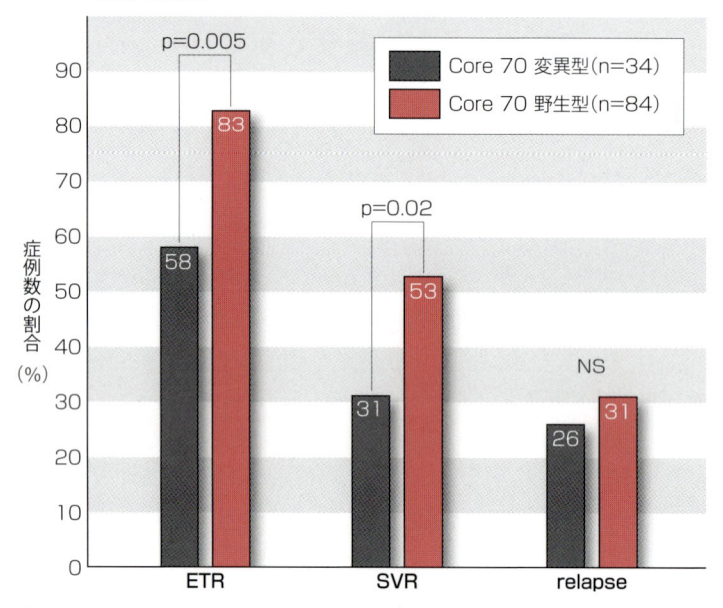

●図23-1　HCVコアaa70変異と治療中のHCV-RNA陰性化率の比較
aa70変異例では野生型に比較して治療中のHCV-RNA陰性化例が少ない
ETR (end of treatment response, 治療終了時反応性)

ISDR変異数別

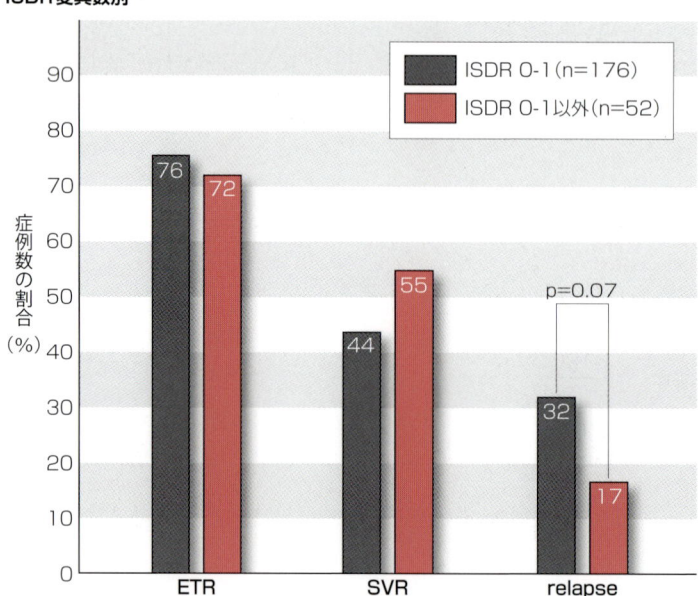

●図23-2　ISDR変異数と治療終了時反応性(ETR),SVR,再燃(relapse)の比較
ISDR 0,1の変異が少ない症例では,2カ所以上の変異例に比較してSVR率が低く,再燃が多かった

4 データマイニング解析

PEG-IFNとRBVによる治療効果には，ウイルス側や宿主因子の両者が関与します．さらに，個々の症例では宿主因子もウイルス側因子も異なっているため，個々の症例ごとに治療効果を予測することが困難です．

1. EVR予測

データマイニング解析は，膨大なデータをコンピューター（人工知能）を用いて解析し仮説を立てるというもので，個々の症例での効果予測が可能になりました．

そこでわれわれの施設でgenotype 1b型かつ高HCV-RNA量症例でPEG-IFN α 2bとRBV併用療法を施行した症例について，治療開始12週間目までにHCV-RNAが陰性化（EVR）するか否かについてデータマイニング解析を行いました（図23-3）[8]．EVR予測に最も重要で

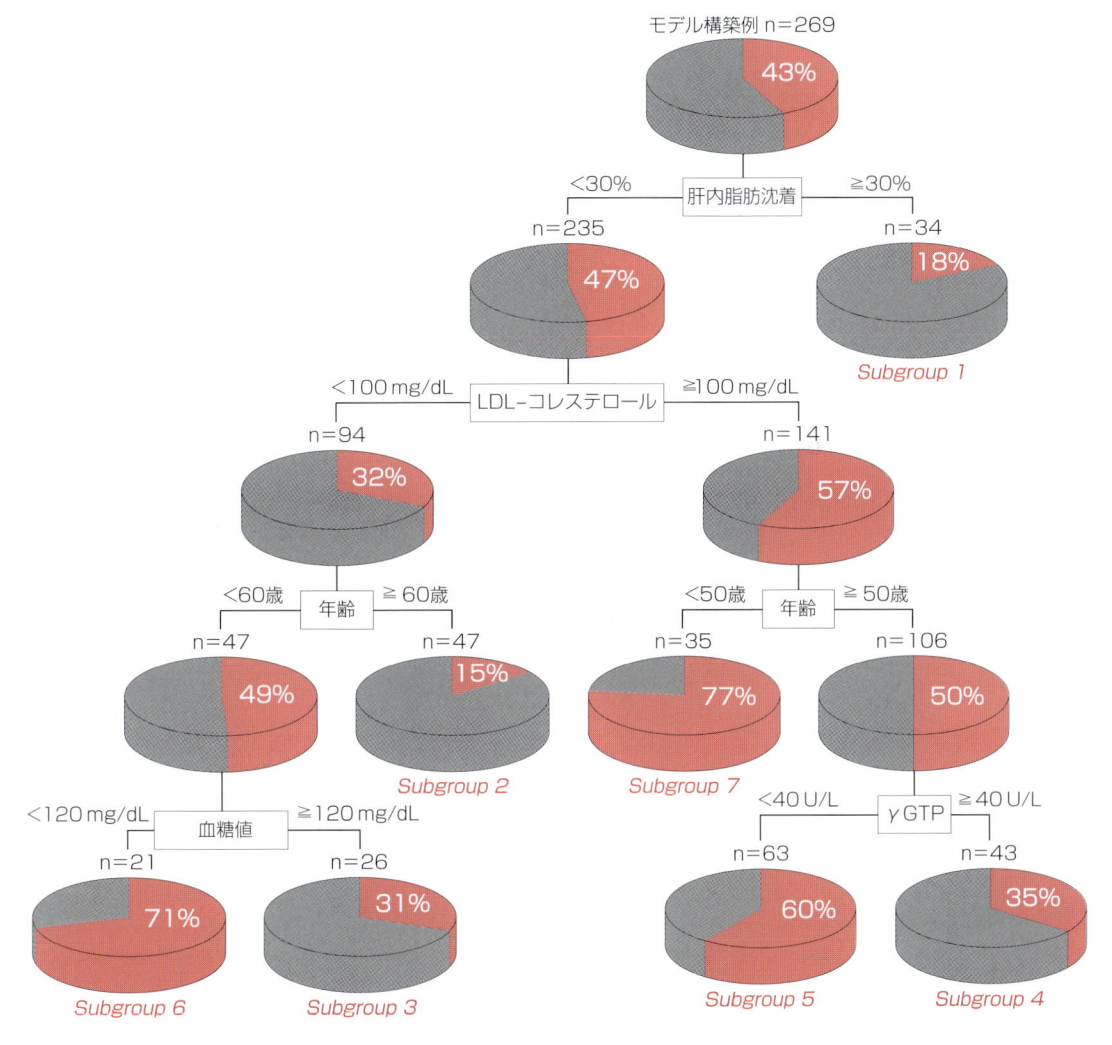

●図23-3　genotype 1b型高HCV-RNA症例におけるPEG-IFN α 2bとリバビリン併用におけるデータマイニング解析を用いた12週間目のHCV-RNA陰性化（EVR）アルゴリズム

文献8から転載，一部改変

あったのは，肝内脂肪沈着であり，30%以上の肝細胞に脂肪沈着が認められる場合にはEVRが得られにくくなりました．肝脂肪化が軽度の症例では，次に重要であったのはLDLコレステロール値であり，100 mg/dL以上の症例ではEVR率57%であったのに対して，100未満の症例ではEVR率は32%であり，LDLコレステロールが高いほど早期にHCV-RNAが陰性化していました．LDLコレステロール値が低値の例の中においては，年齢60歳以上ではEVRが15%であったのに対し，60歳未満では49%と高くなりました．年齢60歳未満では，血糖値が120 mg/dL以上の例でEVRが31%と低く，血糖値120 mg/dL未満では71%の症例でEVRが得られました．

一方，LDLコレステロールが高値例では次に年齢が重要で，50歳以上ではEVR率が50%であったのに対し50歳未満では77%の症例がEVRを達成していました．年齢50歳以上ではγGTP値が次に重要であり，γGTP 40 IU/L以上だとEVR率は35%ですが，40 IU/L未満だと60%の症例でEVRが達成されていました．

2. SVR予測

SVRの予測について厚生労働省研究班（班長泉並木）において，一般検査によるSVR予測を立てると，年齢50歳未満が最も重要な予測因子であり，若年者においては次にαフェトプロテイン（AFP）値が低い例でSVR率が高くなりました．50歳以上の症例では血小板が12万/μL未満症例でのSVR率が低く，12万/μL以上でSVR率が高くなりました．血小板が高い例ではγGTPが40 IU/mL未満においてSVR率が高く，特に男性では70%を超えていました．γGTPが40 IU/L以上では女性のSVR率が低く20%台でした．一般検査にてPEG-IFNとRBVによる治療効果が予測できました（図23-4）．

データマイニングによって個々の症例でウイルス側と宿主側の因子を合わせて解析でき，治療効果を予測することができるため，臨床的に有用な情報が得られます．

文献
1) Shirakawa, H., Matsumoto, A., Joshita, S., et al. : Pretreatment prediction of virological response to peginterferon plus ribavirin therapy in choronic hepatitis C patients using viral and host factors. Hepatology, 48 : 1753-1760, 2008
2) Akuta, N., Suzuki, F., Kawamura, Y., et al. : Predictive factors of early and sustained response to peginterferon plus ribavirin combination therapy in Japanese patients infected with hepatitis C virus genotype 1b: amino acid substitutions in the core region and low-density lipoprotein cholesterollevels. J Hepatol, 46 : 403-410, 2007
3) Ge, D., Fellay, J., Thompson, A. J., et al. : Genetic variation in IL28B predicts hepatitis C treatment-induced viral clearance. Nature, 17 : 399-401, 2009
4) Tanaka, Y., Nishida, N., Sugiyama, M., et al. : Genome-wide association of IL28Bwith response to pegylated interferon-α and ribavirin therapy for chronic hepatitis C. Nature Genet, 41 : 1105-1109, 2009
5) Akuta, N., Suzuki, F., Kawamura, Y., et al. : Predictive factors of early and sustained responses to peginterferon plus ribavirin combination therapy in Japanese patients infected with hepatitis C virus genotype 1b: amino acid substitutions in the core region and low-density lipoprotein cholesterol levels. J Hepatol, 46 : 403-410, 2007
6) Enomoto, N., Sakuma, I., Asahina, Y., et al. : Mutations in the nonstructural protein 5° gene and response to interferon in petients with chronic hepatitis C virus 1b. N Engl J Med, 334 : 77-81, 1996
7) Shiffman, M. L., Ghany, M. G., Morgan, T. R., et al. : Impact of reducing peginterferon alfa-2a and ribavirin dose during retreatment in patients with chronic hepatitis C. Gastroenterology, 132 : 103-112, 2007

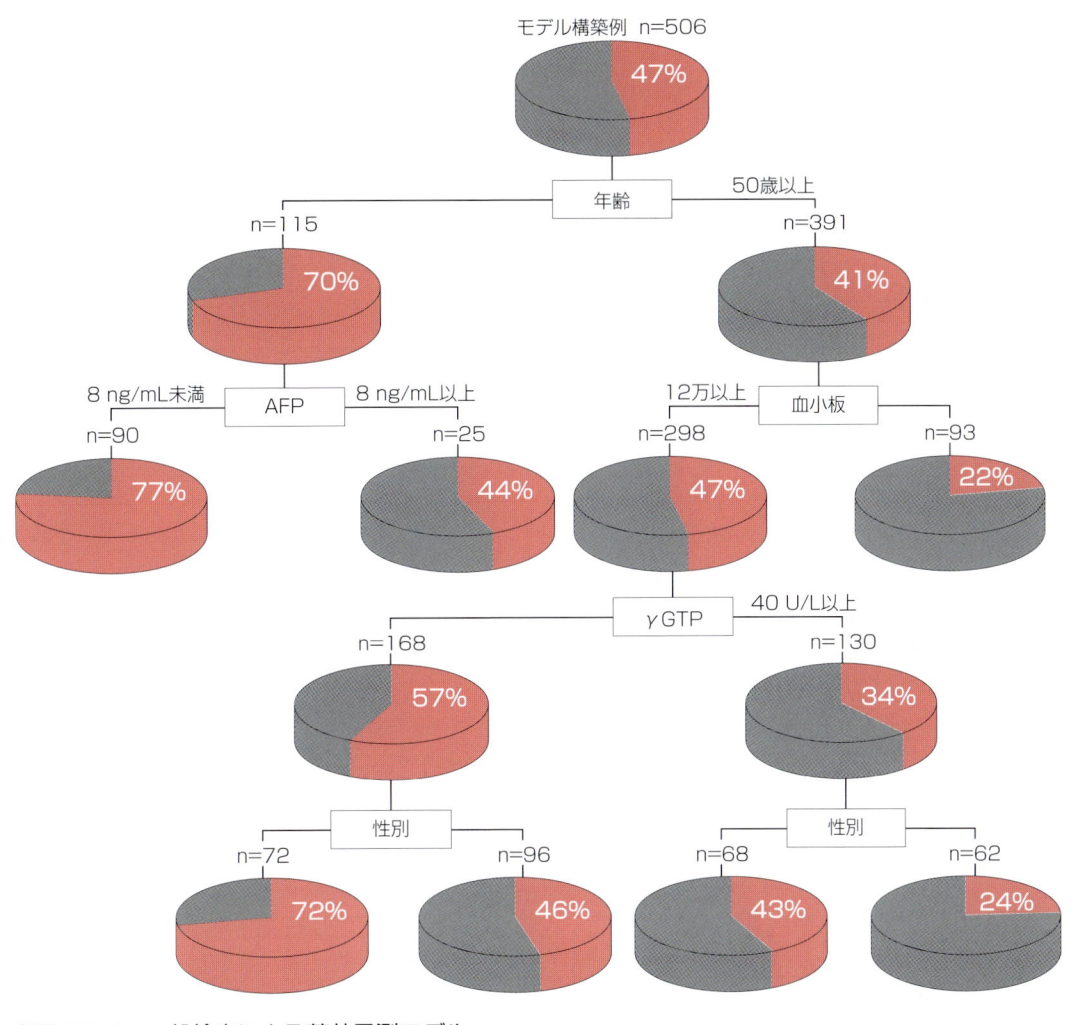

●図23-4　一般検査による著効予測モデル
文献9から転載

8) Kurosaki, M., Matsunaga, K., Hirayama, I., et al. : A predictive model of response to peginterferon ribavirin in chronic hepatitis C using classification and regression tree analysis. Hepatol Res, 40 : 251-260, 2010
9) Kurosaki, M., Sakamoto, N., Iwasaki, M., Sakamoto, M., Suzuki, Y., Hiramatsu, N., Sugauchi, F., Yatsuhashi, H. & Izumi, N. : Pretreatment prediction of response to peginterferon plus ribavirin therapy in genotype 1 chronic hepatitis C using data mining analysis. J Gastroenterol, 2010, Sep 10, [Epub ahead of print]

〈泉　並木〉

第2章 ■C型慢性肝炎

Q24 ペグインターフェロン・リバビリン治療の効果を高めるためには，どのように工夫すればよいですか？

A 血球系，全身症状などの副作用を早期にモニターしつつインターフェロン，リバビリンの投与の減量，中止をなるべく少なくすることが重要です．治療開始早期の抗ウイルス効果が十分にみられない例では72週延長投与を行うことが有効です．

1 薬剤投与率と治療効果

　ペグインターフェロン（PEG-IFN）・リバビリン（RBV）治療はG1（genotype 1）症例では治療期間が48週と長期にわたるため，自覚症状，血球系の副作用その他の原因による治療中止例が10〜20％弱，また投与薬剤の減量が30％強みられ，それらが最終治療効果に大きく影響します．ペグインターフェロン，リバビリンとも予定された投与量の80％以上を投与できた症例では著効率がそれぞれ56％と良好なのに対し，ペグインターフェロンの投与量が予定の80％，60％をそれぞれ下回る症例では著効率は26％，9％と著明に低下します．リバビリンについても投与率が80％，60％を下回る症例では著効率が38％，10％と低率となります（図24-1）[1]．

　以上のことより，治療中は症状，血球系の副作用を早期にモニターしつつ**薬剤投与量を低下させないこと，特に治療中止を避ける**ことが重要になります．

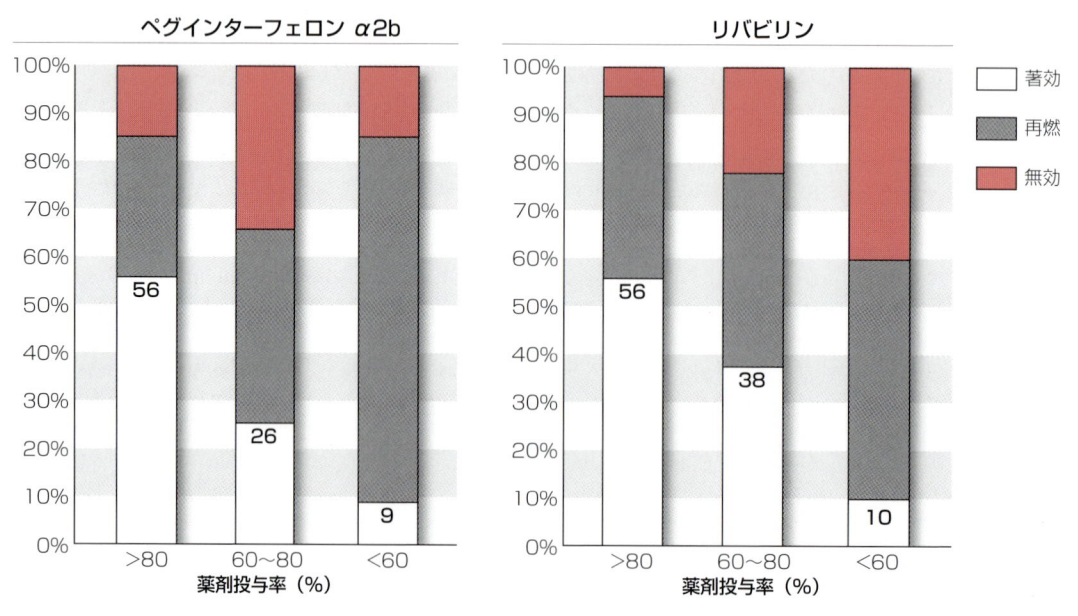

●図24-1　薬剤投与率と治療効果（中止例を除く）
文献1から転載

2 72週延長投与の適応と効果

ペグインターフェロン・リバビリン治療の標準的な治療期間はgenotype 1（G1）では48週間，genotype 2（G2）では24週間ですが，治療中のウイルス陰性化時期により治療期間を決める個別化治療も行われています．実際，G1高ウイルス量の難治例におけるPEG-IFN＋RBV併用療法では，治療中のウイルス陰性化時期が最終治療効果と相関しています．治療開始13週〜24週までにウイルスが陰性化するlate virological response（LVR）症例では，通常の48週投与では低いSVRにとどまり，延長投与によりSVRの向上が得られることが報告されており[2]，ガイドラインでも**72週の投与期間延長が望ましい**とされています．海外の無作為試験ではearly virological response（EVR, 12週目血中ウイルス陰性化）の得られなかった症例に72週延長投与を追加することにより著効率が7.5〜12％有意に向上しました[3,4]．国内のコホート研究でも72週延長投与群の著効率は67.1％であり，48週治療群に較べて21％著効率が向上しています[2]．

患者コミュニケーション

十分な薬剤投与量で治療を続けることが治療成功に大切であることを事前に説明しておきます．投与初期は特にインターフェロンによるインフルエンザ症状を始めとした副反応に対し不安を訴える患者が多いので，通常の治療の経過であることを説明し精神的にサポートすることが大切です．治療前因子，治療早期の抗ウイルス効果から延長投与の必要がある患者にはあらかじめその可能性を早期に説明しておきます．

専門医へのコンサルト

ペグインターフェロン，リバビリンそれぞれ薬剤投与量の減量，中止に迷ったら，治療経験の豊富な専門医の判断を仰ぐことが大切です．

文献
1) Nakagawa, M., Sakamoto, N., Ueyama, M., Mogushi, K., Nagaie, S., Itsui, Y., Azuma, S., Kakinuma, S., Tanaka, H., Enomoto, N., Watanabe, M. : Mutations in the interferon sensitivity determining region and virological response to combination therapy with pegylated-interferon alpha 2b plus ribavirin in patients with chronic hepatitis C-1b infection. J Gastroenterol, 45（6）: 656-665, 2010
2) Watanabe, S., Enomoto, N., Koike, K., Izumi, N., Takikawa, H., Hashimoto, E., Moriyasu, F., Kumada, H., Imawari, M., Group PS. : Prolonged treatment with pegylated interferon alpha 2b plus ribavirin improves sustained virological response in chronic hepatitis C genotype 1 patients with late response in a clinical real-life setting in Japan. . Hepatol Res, 40（2）: 135-144, 2010
3) Berg, T., von Wagner, M., Nasser, S., Sarrazin, C., Heintges, T., Gerlach, T., Buggisch, P., Goeser, T., Rasenack, J., Pape, G. R., Schmidt, W. E., Kallinowski, B., Klinker, H., Spengler, U., Martus, P., Alshuth, U., Zeuzem, S. : Extended treatment duration for hepatitis C virus type 1: Comparing 48 versus 72 weeks of peginterferon-alfa-2a plus ribavirin. Gastroenterology, 130 : 1086-1097, 2006
4) Ferenci, P., Laferl, H., Scherzer, T. M., Maieron, A., Hofer, H., Stauber, R., Gschwantler, M., Brunner, H., Wenisch, C., Bischof, M., Strasser, M., Datz, C., Vogel, W., Loschenberger, K., Steindl-Munda, P. : Peginterferon alfa-2a/ribavirin for 48 or 72 weeks in hepatitis C genotypes 1 and 4 patients with slow virologic response. Gastroenterology, 138（2）: 503-512, 2010

〈坂本直哉〉

第2章 ■C型慢性肝炎

Q25 新しい抗C型肝炎治療薬はどのようなものがありますか？

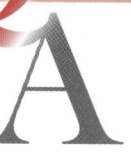

A C型肝炎ウイルスを標的にしたものと，増殖の場である宿主を標的にしたものの開発が進んでいます．

1 新規抗HCV薬の標的

　C型慢性肝炎に対して世界標準治療となっているペグインターフェロン（PEG-IFN）とリバビリン（RBV）併用治療が可能になりましたが，genotype 1b型かつ高HCV-RNA量の難治例では約半数が治癒しません．新たな抗ウイルス薬の開発が切望されています．C型肝炎ウイルス（hepatitis C virus：HCV）が肝細胞に入り，増殖して排出される過程が明らかになってきています．このすべての過程が抗ウイルス薬開発の標的になりえます．そこで，ウイルスそのものに作用してウイルス増殖を抑制する薬剤と，増殖の場である宿主に作用してウイルス増殖を抑える薬剤のそれぞれの開発が進んでいます．

　新たな抗ウイルス薬を模索するのに培養細胞中でHCVが増殖する系がなかったことが問題でしたが，非構造蛋白をネオマイシン耐性遺伝子に置換して増殖するレプリコンの作成[1]によって研究が大幅に進歩しました．さらにHCVの全長遺伝子を培養細胞で増幅できる系がWakitaらによって開発され，今後の新たな抗HCV薬開発の有力な手段になると期待されています[2]．この研究によって宿主側を含む抗ウイルス薬の開発が急速に進むようになりました．

2 ウイルス側の増殖抑制

　C型肝炎ウイルス増殖の抑制薬としては，その標的となっているのが，増殖に必須であるNS3領域のセリンプロテアーゼ，NS5A領域，NS5B領域に存在するポリメラーゼが挙げられます[3]（図25-1）．

　現在開発中の薬剤で近い将来臨床現場に登場しそうなのはNS3のプロテアーゼ阻害薬です．第3相まで進んでいるのは2社のプロテアーゼ阻害薬でありその臨床試験成績が報告され，telaprevirとSCH503034はPEG-IFNとRBV内服併用によって高い治療効果が認められています[4, 5]．

　しかし，telaprevir単独の内服は薬剤耐性ウイルスが出現しやすいので，PEG-IFNとRBV併用によって治療を行う必要があります．telaprevirとPEG-IFNおよびRBV3者併用の治療成績はgenotype 1b型に対して7割に近いウイルス排除が得られますが，皮疹や貧血などの有害事象が高頻度でみられます[6]（図25-2）．これ以外にTMC435やMK7005などの次の世代のプロテアーゼ阻害薬の第2相試験が行われ，さらに内服回数を減らし副作用が少ないものも開発されています．特にTMC435は初回治療のみならず，前回の治療であまり効果がみられなかった症例にも有効であり期待されています（図25-3）．これらのプロテアーゼ阻害薬を投与する場合に薬剤耐性の出現をいかに抑えるかが重要な課題です．欧米ではboceprevirがPEG-IFN

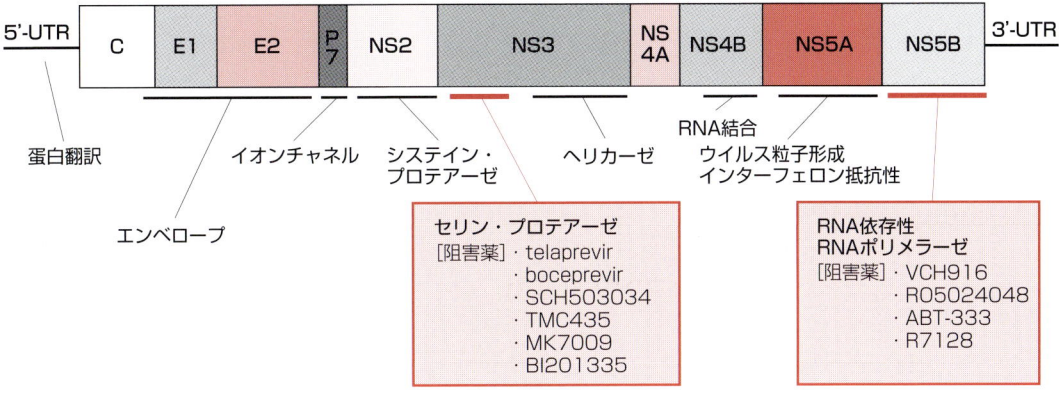

● 図25-1　HCVの遺伝子構造と抗HCV薬治療の標的
NS3領域のセリンプロテアーゼ，NS5A領域の活性抑制，NS5B領域のRNA依存性RNAポリメラーゼがあげられます．

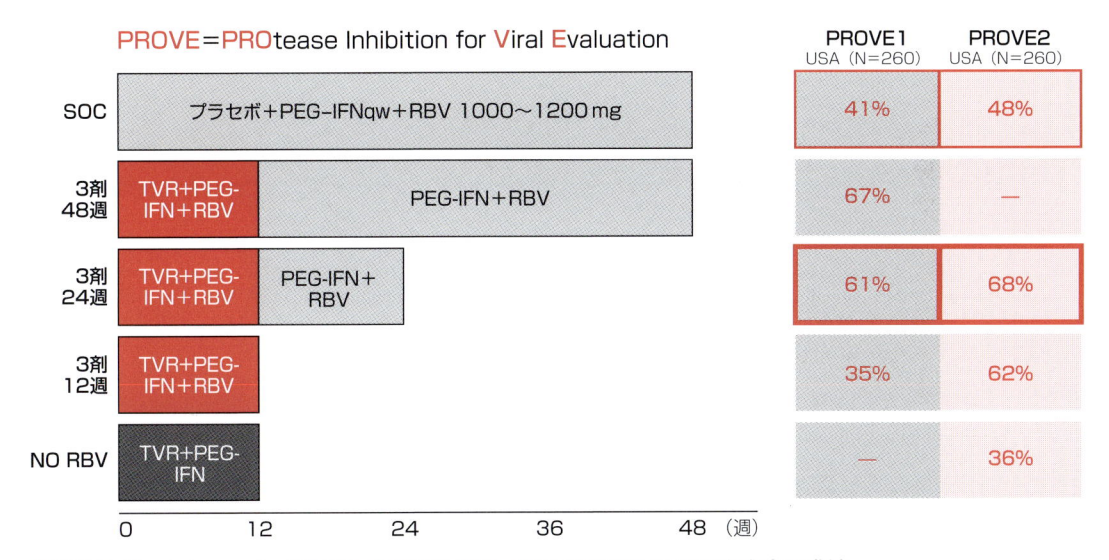

● 図25-2　telaprevir（TVR）とPEG-IFN・RBV併用による開発試験の成績
文献3，4を参照作成

とRBV併用で高いウイルス排除率がみられ，近い将来臨床で使用されると思われます[7]．

また，HCVのNS5A阻害薬が開発され第2相の臨床試験が行われています．現段階ではPEG-IFNとRBVの併用が必要です．

さらにNS5B領域のRNA依存性RNAポリメラーゼ阻害薬が数種類検討されていますが，実際のHCV増殖抑制作用は現段階ではプロテアーゼ阻害薬ほど強くありません．今後さらに効果が高いものが開発されてきており，将来的にはインターフェロンなしで治療を行える可能性があります．

3　宿主を標的にした治療薬

シクロスポリンA（CsA）がHCV増殖を抑制することが知られ[8]，これは免疫抑制作用とは異なります．最近その機序が解明され，分子シャペロンと呼ばれるペプチドの折りたたみの補助をするシクロフィリンの抑制が重要であることが判明しました[9]．免疫抑制作用がないシク

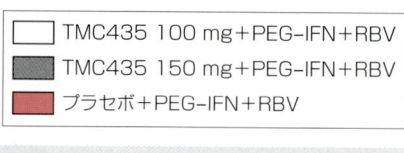

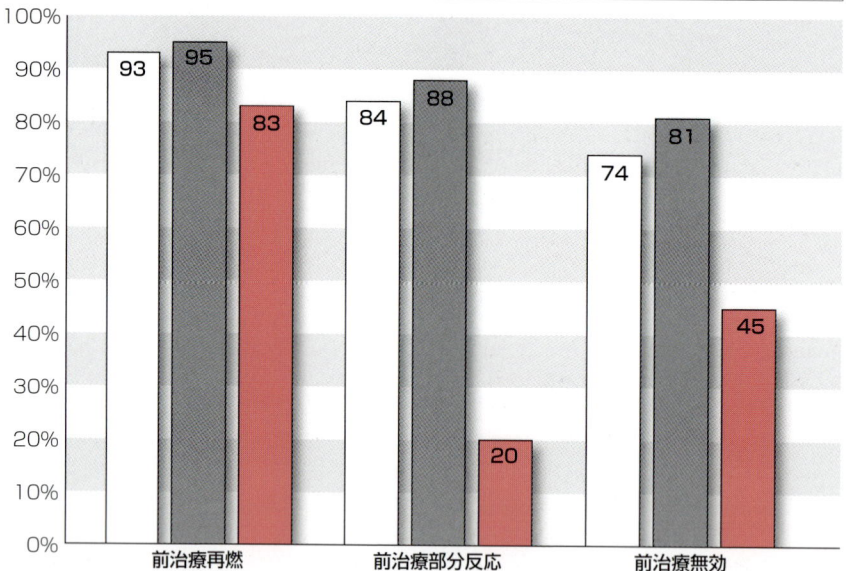

●図25-3　プロテアーゼ阻害薬であるTMC435の1日100 mgと150 mgあるいはプラセボと，PEG-IFNとRBVを併用したときの24週目のHCV-RNA陰性化率

前治療の反応性にかかわらず3剤併用治療は良好な効果がみられ，プラセボ群よりも優れていた

ロフィリン抑制薬としてDEBIO025がC型肝炎ウイルス増殖抑制作用を有する[10]ため注目されています．すでに第2相試験が行われ，HCV-RNAを抑制することが示されています．

HCVは肝細胞の小胞体に存在するmembranous webの中で増殖します．宿主側でHCV増殖に重要な役割をはたすのが脂質ラフトと呼ばれる部位ですが，この主たる構成成分であるスフィンゴリピドの合成阻害薬がHCV増殖抑制作用を有することが細胞レベルで確認され[11]，ミリオシンなどが候補となります．同様にコレステロール合成阻害によってHCV増殖抑制が考えられHMGCoA阻害薬のHCV増殖抑制作用が期待されます[12]．

患者コミュニケーション

3剤併用にて高いSVRが期待でき，治療期間が24週間に短縮されることを利点として説明することが必要です．一方，貧血や皮疹が出現しやすいことを説明する必要があります．また，telaprevirは8時間ごとに食後に内服する必要があり，適切な内服が効果向上や耐性変異を防ぐのに重要であることを説明する必要があります．

専門医へのコンサルト

telaprevirは副作用が強く正確な内服が必要であるため，専門医へコンサルトして開始した方がよいでしょう．また，耐性変異を出現させないことが，次世代プロテアーゼ阻害薬のために重要です．

文献
1) Lohmann, V., Korner, F., Koch, J., et al. : Replication of subgenomic hepatitis C virus RNAs in a hepatoma cell line. Science, 285 : 110-113, 1999
2) Wakita, T., Pietschmann, T., Kato, T., et al. : Production of infectious hepatitis C virus in tissue culture from a cloned viral genome. Nat Med, 11 : 791-796, 2005
3) Sakamoto, N. & Watanabe, M. : New therapeutic approaches to hepatitis C virus. J Gastroenterol, 44 : 643-649, 2009
4) McHutchison, J. C., Everson, G. T., Gordon, S. C., et al. : Telaprevir with peginterferon and ribavirin for chronic HCV genotype 1 infection. N Engl J Med, 360 : 1827-1838, 2009
5) Hezode, C., Forestier, N., Dusheko, G., et al. : Telaprevir and peginterferon with or without ribavirin for chronic HCV infection. N Engl J Med, 360 : 1839-1850, 2009
6) Suzuki, F., Akuta, N., Suzuki, Y., et al. : Rapid loss of hepatitis C virus genotype 1b from serum in patients receiving a triple treatment with telaprevir (MP-424), pegylated interferon and ribavirin for 12 weeks. Hepatol Res, 39 : 1056-1063, 2009
7) Zuezem, S., et al. : Anti-viral activity of SCH503034, a HCV protease inhibitor, dominated as monotherapy in hepatitis C genotype-1 (HCV-1) patients refractory to pegylated interferon (PEG-IFN α). Abstract 94, AASLD 2005
8) Inoue, K., Sekiyama, K., Yamada, M., et al. : Combined interferon alpha2b and cyclosporine A in the treatment of chronic hepatitis C: controlled trial. J Gastroenterology, 38 : 567-572, 2003
9) Nakagawa, M., Sakamoto, N., Tanabe, Y., et al. : Suppression of hepatitis C virus replication by cyclosporine A is mediated by blockade of cyclophilins. Gstroenterology, 129 : 1031-1041, 2005
10) Paeshuyse, J., Kaul, A., De Clercq, E., et al. : The non-immunosuppressive cyclosporine DEBIO-025 is a potent inhibitor of hepatitis C virus replication in vitro. Hepatology, 43 : 761-770, 2006
11) Sakamoto, H., et al. : Host sphingolipid biosynthesis as a target for hepatitis C virus therapy. Nat Chem Biol, 1 : 333-337, 2005
12) Ikeda, M., Abe, K., Yamada, M., et al. : Differnt anti-HCV profiles of statins and their potential for combination therapy with interferon. Hepatology, 44 : 117-125, 2006
13) Rossignol, J. F., Elfert, A., El-Gohary, Y., et al. : Improved virologic response in chronic hepatitis C genotype 4 treated with nitazoxanide, peginterferon, and ribavirin. Gastroenterology, 136 : 856-862, 2009

〈泉　並木〉

第3章 ■ウイルス性肝炎

Q26 HBV・HCV針刺し事故への対処方法，HBV・HCV陽性血液の消毒方法はどうすればよいでしょうか？

A HCV針刺し事故の場合は消毒後，定期的な経過観察を行いますが，HBs抗原，HBs抗体陰性者のHBV針刺し事故の場合は消毒後早急な対処が必要です．

1 針刺しなどの事故後の応急処置

速やかに以下の処置を行います．

- 針・メス刃などによる，刺し傷や切り傷の場合は，石けんを使い流水下で受傷部を搾り出すように十分洗浄します．次に細菌感染防止のため，イソジン®液や消毒用エタノールなどで消毒します．
- 眼などに血液・体液が飛んだときは，直ちに多量の水による洗浄とともに，ポリビニールアルコールヨウ素剤（イソジン®点眼10％希釈）による消毒を行います．
- 口腔粘膜などでは，直ちに多量の水ですすぎイソジン®ガーグルでうがいをします．
- 無傷の場合でも，手指などが血液・体液などに触れた場合は，流水で十分に洗い，消毒用エタノールで消毒します．

2 HBV針刺し事故の対処

HBV（B型肝炎ウイルス）感染のリスクは，**曝露者がHBs抗体陽性である（HBVに対してすでに免疫を獲得している）場合には，感染の心配はありません．**

曝露者がHBs抗体陰性で，曝露源がHBe抗原陽性であった場合には，予防措置を行わなければ，ほとんどの例で感染が起こると考えてよいでしょう．これに対して，**汚染源となった血液がHBe抗体陽性であった場合には**，感染のリスクは，前者に比べれば低いですが，**確かな感染頻度は明らかではありません．**

まず，図26-1に従って曝露者の今後の予防措置内容を決定し，図26-2のようなスケジュールで対処します．

針刺し事故に限らず，他人の血液に触れる機会が多い保健医療従事者では，あらかじめHBワクチンの接種を受けて，**1年に1回程度の頻度でHBs抗体が陽性であることを確かめ，HBs抗体が陰性化していることがわかった場合には，HBワクチンの追加接種を受けておく**ことをお勧めします．

> ⚠ **注意**
> 図26-1，図26-2の方法でも，HBe抗原陽性の場合，感染防御率は80％という報告があります．
> 事故後の追跡としては月1回，HBs抗原およびALT（GPT）の検査を6カ月，12カ月後まで行い，肝炎が発症しないか，注意深く観察していく必要があります．

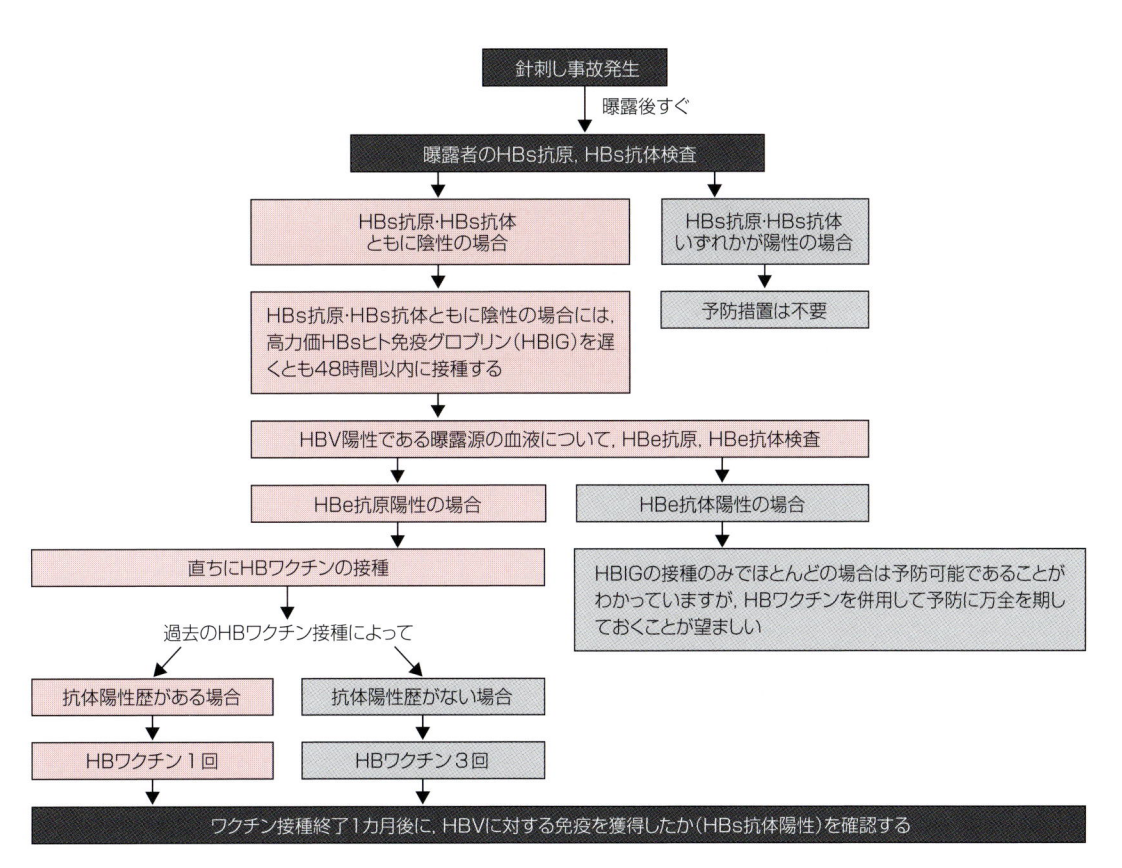

●図26-1　HBV針刺し事故後の対応フローシート

1. 針刺し事故時HBs抗体陰性（HBs抗体陽性歴のない場合）

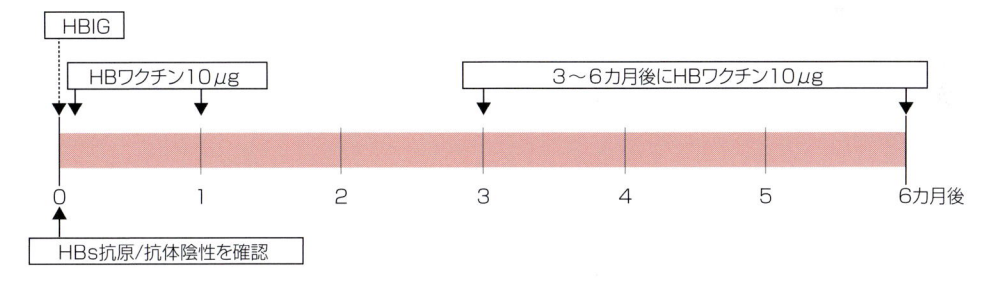

HBIG
HBワクチン10μg
3～6カ月後にHBワクチン10μg
0　1　2　3　4　5　6カ月後
HBs抗原/抗体陰性を確認

2. 針刺し事故時HBs抗体陰性（HBs抗体陽性歴がある場合）

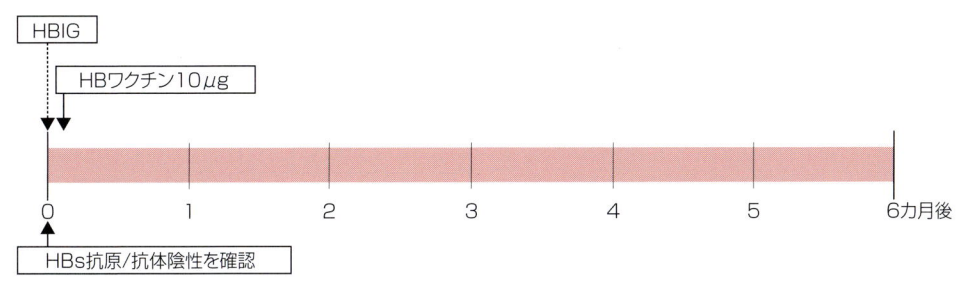

HBIG
HBワクチン10μg
0　1　2　3　4　5　6カ月後
HBs抗原/抗体陰性を確認

●図26-2　HBV針刺し事故後のスケジュール
文献1から引用

3 HCV針刺し事故の対策

保健医療従事者などが，HCV（C型肝炎ウイルス）を含む血液に汚染された針刺し事故などを起こした場合，HCVの感染率は約1.8％との報告があります．

一般に，感染が成立するかどうかは，汚染源となった血液中のHCVの量と，汚染時に被汚染者の体内に入る血液の量によって規定されます．

HCV感染に対しては，現在確立した有効な曝露後の予防対策はありません．曝露前のワクチンは現時点では存在せず，γ-グロブリンも感染防御に有効ではありません．汚染事故直後にHCV感染予防の目的でIFNを投与することも意義はありません．**曝露後，まずHCV抗体（可能ならHCV-RNAの測定が望ましい）の有無と肝機能異常の確認**を行います．

HCV感染が成立した場合はC型急性肝炎として対処し，**IFNを投与**します（労災適用があります）．この場合のIFN投与によるHCVの消失率はほぼ100％ですが，IFN投与を行わなかった場合の自然治癒の確率は約20％と報告されています．

> ⚠ 注意
>
> 曝露後，6カ月まで，毎月1回程度の肝機能とHCV抗体検査（可能ならHCV-RNAも含めて）を行います．

4 消毒法

HBVおよびHCVに汚染された場合の汚染除去措置については，通常の手洗いは普通の石けんを用いて流水でよく洗うことで十分です．

器械，器具などの消毒は，まず使用後速やかに流水で十分に洗浄します．消毒法として**最も信頼性の高い方法は加熱滅菌**であり，**薬物消毒は加熱滅菌のできない場合**に用います．加熱滅菌，薬物消毒のいずれも不可能な場合は，さらに**丹念に流水により洗浄**すれば，汚染したHBVおよびHCVの感染性をより完全に除去することができます．

1. 加熱滅菌

流水により十分に洗浄した後，一般に病原性微生物の消毒法として用いられている次の方法により完全に滅菌されます．

❶ オートクレーブ消毒
❷ 乾熱滅菌
❸ 煮沸消毒（15分以上）

2. 薬物消毒

薬物消毒のうち，HBVおよびHCVに対しての疫学的検討から有効性が確認され，また最も広く用いられているものは**塩素系消毒剤**です．しかし，金属材料に対しては，本剤は腐蝕作用があるので，非塩素消毒剤を用います．なお，消毒する対象物が蛋白質で覆われている場合には，薬物により蛋白質が凝固し薬物の効果が不十分となりやすいので，作用時間を長くすることが必要です．いずれにしても，使用後速やかに十分に洗浄した後に，薬物消毒することが望ましいとされています．

❶ 塩素系消毒剤
- ・次亜塩素酸剤
- ・有効塩素濃度1,000 ppm
- ・消毒時間1時間

❷ 非塩素系消毒剤
- ・2％グルテラール・アルデヒド液
- ・エチレン・オキサイドガス
- ・ホルム・アルデヒド（ホルマリン）ガス

患者コミュニケーション

　曝露事故後，HBVの場合は，感染する確率が高いため，早急に対処が必要です．
　また，HBV，HCVともに曝露後定期的な検査を行い（図26-2，⚠注意参照），経過を注意深く見ていくことが必要です．

専門医へのコンサルト

　HBVは曝露源のHBe抗原，抗体の有無，曝露者のHBs抗体の有無によって対処が異なり，場合によっては48時間以内の予防措置が必要です．針刺し事故後のコンサルト時に，より詳細な情報があればより早く対応ができますので，より迅速，正確な情報提供が必要です．
　HCVは，経過観察中に肝炎が発症するようであれば，専門医にコンサルトし，治療を委ねた方がよいでしょう．

文献　1）厚生労働省：「B型肝炎について（一般的なQ＆A）　平成20年4月改訂（改訂第3版）」．厚生労働省ホームページ，2008
http://www.mhlw.go.jp/bunya/kenkou/kekkaku-kansenshou09/faq-hepatitisB.html
http://www.mhlw.go.jp/bunya/kenkou/kekkaku-kansenshou09/documents/faq_HepatitisB.pdf
2）厚生労働省：「C型肝炎について（一般的なQ＆A）　平成20年4月改訂（改訂第7版）」．厚生労働省ホームページ，2008
http://www.mhlw.go.jp/bunya/kenkou/kekkaku-kansenshou09/faq-hepatitisC.html
http://www.mhlw.go.jp/bunya/kenkou/kekkaku-kansenshou09/documents/faq_HepatitisC.pdf
3）Mast, E. E. et al. : A comprehensive immmunization strategy to eliminate transmission of hepatitis B virus infection in the united states. MMWR（morbidity and mortality weekly report），55（RR-16）：2006
4）「ウイルス肝炎感染対策ガイドライン―医療機関内―　改訂Ⅲ版」．（厚生省保健医療局エイズ結核感染症課，財団法人ウイルス肝炎研究財団，監修），1995
5）「慢性肝炎診療のためのガイドライン」．（社団法人日本肝臓学会，編），2007
http://www.jsh.or.jp/medical/gudelines/book03.pdf
6）European Consensus Group on Hepatitis B Immunity : consensus statement–Are booster immunizations needed for lifelong hepatits B immunity？ Lancet, 355：561-565, 2000

〈髙橋有香〉

第3章 ■ウイルス性肝炎

Q27 HBV・HCV感染者に対してどのように感染予防を指導すべきですか？

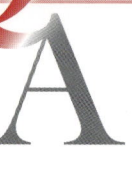

A HBVとHCVはともに主に血液を介して感染します．血液感染を予防するためのさまざまな知識が必要です．

B型肝炎ウイルス（HBV）とC型肝炎ウイルス（HCV）はともに主に血液を介して感染します．また，感染している人の血液中のウイルス量が多い場合にはその人の体液などを介して感染することがあります（表27-1）[1]．

1 夫婦間感染

HBVについては，性行為により感染する場合があります．配偶者がHBs抗体陰性の場合には，あらかじめB型肝炎ワクチンを接種しておくことが望ましいといえます．

HCVについては，夫婦間での感染が起こることはほとんどないと考えられています．

2 家庭内感染

HBVやHCVの感染者の血液に直接触れるなどの場合には感染の可能性がありますが，家庭内での感染は稀といわれています（表27-2）．

3 性行為感染

B型肝炎ウイルスについては性行為で感染する場合があります．近年若い年齢層を中心に性交渉に伴うHBV感染が拡大する傾向にあります．特にこれまでわが国ではあまりみられなかったgenotype AのHBV感染が若年層を中心に拡大しており，このgenotypeでは10％前後が慢性化する（他のgenotypeと比較して高い）ことから問題となっています．HCVについては性行為で感染することは稀とされています．

●表27-1 感染の危険性がある場合

- ・他人と注射器を共用して覚せい剤・麻薬などを注射した場合
- ・感染者が使った注射器・注射針を適切な消毒をしないでくり返して使用した場合
- ・感染者からの輸血・臓器移植などを受けた場合
- ・感染者の血液が付着した針を誤って刺した場合
- ・感染者と性交渉をもった場合（HCVでは稀）
- ・感染者の血液が付着した剃刀や歯ブラシを使用した場合
- ・長期間にわたって血液透析を受けている場合
- ・頻繁に血液に触れる職業に従事している場合

4 医療行為感染

医療行為による感染（輸血・血液製剤や血液透析など）は現在では稀です．輸血による感染は1999年の核酸増幅検査の導入で安全性が一層向上しましたが，感染初期のウインドウ期の献血液からの感染はきわめて低頻度であるものの阻止できていません．

また，医療従事者のHBV汚染血液による針刺し事故での肝炎発生率は全体で6〜30％とされており，汚染源がHBe抗原陽性の場合は陰性に比してリスクが高いとされています．HCVの汚染血液による針刺し事故では肝炎発生の頻度は約1.8％であり，HBVに比較して低率ですが，発症すると無治療の場合，慢性化する頻度が高いと考えられています（Q26参照）．

5 母児感染予防の方法・授乳の可否

1. HBV

HBe抗原陽性の母親から生まれた子どもは，出生時に感染予防措置を行わなかった場合，**ほぼ100％子どもにHBVが感染し，85〜90％が持続感染状態になる**ことがわかっています．一方HBe抗体陽性の母親から生まれた子どもは**10〜15％にHBVの感染が起こるものの，キャリア化することは稀**であるとされています．

厚生労働省のB型肝炎母子感染防止事業により，1986年出生の新生児からHBV母子感染予防処置がとられるようになり，高力価HBsヒト免疫グロブリン（HBIG）とB型肝炎ワクチンの組み合わせが用いられています．具体的には，生後すぐと2カ月目にHBIGを投与し，生後2カ月・3カ月・5カ月の3回にわたりHBワクチンを投与の後，6カ月目にHBs抗原・抗体検査を行うというプロトコールです（Q2参照）．母親がHBe抗原陰性の場合には2カ月目のHBIGは省略可能とされています．

生まれた子どもに対して母子感染予防が適切に行われている場合，授乳を制限する必要はありません．ただし，母親の乳首に明らかな傷があったり出血したりしている場合には多くのHBVが口腔粘膜を介して子どもの血液中に入り感染する恐れがあります．

2. HCV

HCVキャリアの妊婦から生まれた子どもの**母子感染率は10.2％**という報告[2]があります．また，子どもにHCV感染が起こってしまった場合でも**生後2年以内に自然にウイルスが排除される可能性がある**ことも報告[2]されています．このことから，HCVキャリアの女性でも妊娠・出産について過度に心配する必要はありません．また授乳でHCVが感染したとの報告はありません．

●表27-2　感染予防のポイント

- 血液や分泌物がついたものはむき出しにならないようにしっかりくるんで捨てるか流水でよく洗い流す
- 外傷・皮膚炎・鼻血などはできるだけ自分で手当てをし，また手当てを受ける場合は血液や分泌物が手当てをする人につかないように注意する
- カミソリ・歯ブラシなどの日用品は個人専用とする
- 乳幼児に口移しで食べ物を与えないようにする
- トイレを使用した後は流水で手を洗う
- 献血はしない

6 子どもに対する検査

　母親がHBVキャリアで，生まれた子どもに母子感染予防を行わなかった（できなかった）場合には生後1年目前後のHBs抗原検査が勧められます．また，HCVについても感染の有無を確認する場合は生後1年以降にHCV抗体検査を行います．

MEMO ▶

　HBVについてはユニバーサルワクチン（生まれた子どもすべてにワクチンを打つこと）の導入がわが国でも検討されています[3]．ユニバーサルワクチンは先進国の多くの国で導入されており，今後わが国でも導入される可能性があります．

患者コミュニケーション

　正しい知識をもって適切な対応をとれば，近親者や職場などでの感染に過度に心配になる必要はありません．

専門医へのコンサルト

　感染予防については，患者の疑問点に対するカウンセリングが最も重要です．ワクチン投与については必要に応じて専門家へのコンサルトを検討します．

文献　1) Core working party for Asia-Pacific consensus on hepatitis B and C : Consensus statements on the prevention and management of hepatitis B and hepatitis C in the Asia-Pacific region. Core Working Party for Asia-Pacific Consensus on Hepatitis B and C. J Gastroenterol Hepatol, 15 : 825-841, 2000
　　　2) 鈴木哲朗：厚生労働科学研究平成19年度「C型肝炎ウイルス等の母子感染防止に関する研究」．2007
　　　3) 矢野右人：日本におけるHBワクチン対策の現状と問題点．肝臓，44：54-57，2003
　　　4) 厚生労働省：「B型肝炎について（一般的なQ＆A）　平成20年4月改訂（改訂第3版）」．2008
　　　　 http://www.mhlw.go.jp/bunya/kenkou/kekkaku-kansenshou09/documents/faq_HepatitisB.pdf
　　　5) 厚生労働省：「C型肝炎について（一般的なQ＆A）　平成20年4月改訂（改訂第7版）」．2008
　　　　 http://www.mhlw.go.jp/bunya/kenkou/kekkaku-kansenshou09/documents/faq_HepatitisC.pdf

〈安井　豊〉

第3章 ウイルス性肝炎

Q28 輸血によるウイルス性肝炎発症の動向はどうなっていますか？

A 輸血を介したB型肝炎ウイルス感染が毎年数～10数例報告されています．

　輸血後肝炎は売血から献血制度への移行，肝炎ウイルスの発見，また検査法の開発などにより，激減しています（図28-1）が，ウインドウピリオドが存在するためゼロにすることは困難です．肝炎ウイルスの感染を含めて，輸血による患者の不利益を最小限にするためには，輸血用血液製剤を介した感染リスクを熟知し，その使用目的を明確にしたうえで必要最小限の投与に留めることが大切です．

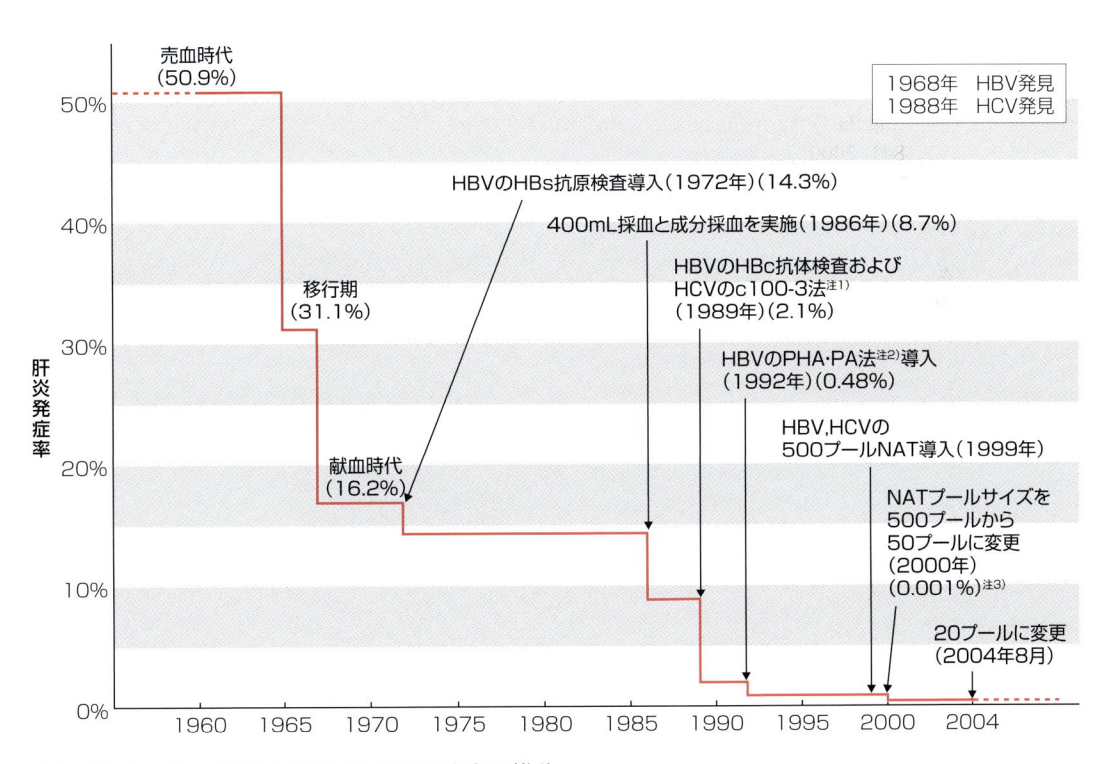

●図28-1　日本における輸血後肝炎発症率の推移

注1）C型肝炎ウイルス発見後，早期に開発されたC型肝炎ウイルス抗体検査（第1世代検査法）
注2）特異性・感度が改善されたC型肝炎ウイルス抗体検査（第2世代検査法）
注3）全国の推定輸血患者数のうち，保管検体による個別NATなど，詳細な検査で感染の可能性が高いと判断された件数で試算
文献1から引用，一部改変

1 輸血用血液製剤の感染対策の現状

現在，日本赤十字社では献血者への問診，血清学的検査（肝炎ウイルスに関してはHBs抗原，HBc抗体，HCV抗体），血中肝逸脱酵素のチェックを行い，基準に適合した血液について後述のNATを行い，ウイルス遺伝子の確認を行っています．また，献血者の過去の問診履歴，検査履歴を参照し，異常があった場合は基準に沿って排除し，さらに献血後，献血者の新たな情報（献血後情報）を入手した場合は，その輸血用血液製剤の出庫や医療機関における使用の差し止め依頼などを行います．

2 輸血は安全か？

HBV，HCVとも**感染初期の段階では血中にウイルスを認めない時期（ウインドウピリオド）**があります．最も感度がよい検査（個別NAT）でもウインドウピリオドはHBVは34日，HCVは23日と報告されています．将来さらに感度が高い検査法が開発されたとしても検査検体はあくまで使用される血液製剤の一部をサンプリングしたものであるため，ウインドウピリオドの問題を解決することは困難です．

ウインドウピリオドへの対応として，献血者のその後の情報，例えば，次回献血（ウインドウピリオド経過後）の検査でウイルス感染を認めたなどの情報が入り，血液製剤が使用されていた場合は，できるだけ早急に受血者の感染の有無を調査することが必要となります．

3 NATとは何か？

NATとは核酸増幅検査（nucleic acid amplification test）のことで，PCR（polymerase chain reaction，ポリメラーゼ連鎖反応）などを用いた検査です．日本赤十字社では1999年の10月から献血血液のスクリーニング検査に用いています．複製開始点となるウイルス遺伝子の相補的オリゴヌクレオチド（プライマー）と耐熱性DNAポリメラーゼを用い，加熱，冷却サイクルをくり返すことで，検体に含まれるウイルス遺伝子断片を指数関数的に増幅し，検出することが可能です．HCVなどのRNAウイルスは逆転写酵素を用いて，相補的DNAに変換後，PCRを行います．

ウイルス遺伝子そのものを検出することから，抗原，抗体検査と比較し，感度，特異度とも高く（**表28-1**），原理的には1コピーでも検出可能ということになります．しかし，実際には検出限界が存在し，また現在行われているNATは20人分の検査用検体を1プールとして実施しており，検査の検出限界以下の場合は，血液製剤に感染性があってもスクリーニング検査で

●表28-1　NATの感度・特異度

検体プールサイズ	検査対象数	NAT陽性数（頻度）	
		HBV	HCV
500（1999年7月〜2000年1月）	2,140,207	19	8
50（2000年2月〜2004年8月）	24,702,784	473	72
20（2004年8月〜2010年7月）	29,584,222	540	42

献血血液（HBs抗原検査陰性，HBc抗体検査陰性，HCV抗体検査陰性，HIV-1およびHIV-2抗体検査陰性，ALT正常のもの）に対するNAT陽性数
文献2から転載，一部改変

検出することができません．

4 輸血後肝炎の頻度

輸血による感染が特定されたHBV症例が**毎年数〜10数例**報告されています（**表28-2**）．これは主にHBVのウインドウピリオドが長いこと（34日間以上）によると考えられます．年間の全国輸血数を考えれば，頻度は非常に少なく，輸血用血液製剤の安全性はある程度保障されているといえますが，万一の患者の輸血後肝炎に対する生物由来製品感染等被害救済制度の適応に備え，輸血前の患者検体を保存しておくことが重要です．

> **MEMO ▶ 生物由来製品感染等被害救済制度**
>
> 2004年4月1日の制度創設日以降，生物由来製品を適正に使用したにもかかわらず，その製品が原因で感染症にかかり，入院治療が必要な程度の疾病や障害などの健康被害を受けた方の救済を図るため，医療費，医療手当，障害年金などの給付を行い，健康被害者の迅速な救済を図ることを目的とした公的な制度です．

> **⚠ 注意**
>
> 献血後情報には，①献血後に判明した献血者の健康障害に関する情報，②受血者の輸血後感染症報告，③複数回献血者の陽転に関する情報，④自己申告情報などがあります．献血後情報に基づいた調査結果が日本赤十字社血液センターより医療機関に情報提供されますので，そのような場合速やかに対応する必要があります．

患者コミュニケーション

万一感染が生じたとき，速やかに適切な治療が行えるよう，輸血を受ける患者へ輸血前の検体を保存しておくことの説明と輸血後の検査を受けることの必要性をしっかりと伝えておくことが大切です．特に輸血後の検査は肝炎ウイルスのウインドウピリオドが過ぎた輸血約3カ月以降に行う必要があり，検査忘れがないよう工夫が必要です．

●表28-2 輸血による感染の疑いとして日赤に報告された症例およびの輸血による感染が特定された症例

年	HBV （感染特定症例／報告数）	HCV （感染特定症例／報告数）
2000	5/41	0/56
2001	8/49	0/51
2002	8/65	0/33
2003	13/88	0/58
2004	20/127	0/70
2005	11/112	1/64
2006	6/71	1/45
2007	13/60	1/33
2008	4/49	0/29

文献2を参照作成

専門医へのコンサルト

患者へ輸血を行った後にそれまで認めなかった肝障害が出現した場合，その原因の1つとして，非常に稀ではありますが，輸血後肝炎も鑑別に挙げなければなりません．肝炎ウイルスの検査は種類が多く，目的に沿った項目の選択，結果の解釈に関して迷うことがあります．輸血後肝炎であった場合，抗ウイルス薬の投与の検討など迅速な対処が必要であり，そのような迷う場面では肝臓専門医へのコンサルトが必要です．

文献
1) 厚生労働省：「日本赤十字社輸血後肝炎の防止に関する特定研究班研究報告書（1993.4〜1996.3）一部改変を基に厚生労働省作成」．厚生労働省ホームページ
http://www.mhlw.go.jp/new-info/kobetu/iyaku/kenketsugo/1e.html
2) 日本赤十字社：「輸血用血液製剤との関連性が高いと考えられた感染症症例-2009年-」．日赤輸血情報（1010-125），2010
http://www.jrc.or.jp/vcms_lf/iyakuhin_yuketuj0903-120_090814.pdf
3) 田所賢治：供血者の選択と検査法．「輸血学」，中外医学社，pp29-39，2004
4) Mullis, K. B., et al.：Specific synthesis of DNA in vitro via a polymerase-catalyzed chain reaction. Methods Enzymol, 155：335-350, 1987
5) 佐藤進一郎，他：血清学検査陰性のHBV DNA陽性血液を輸血された患者の遡及調査結果．日本輸血・細胞治療学会誌，47：395-402，2001

〈山城　剛〉

第3章 ■ウイルス性肝炎

Q29 ウイルス性肝炎の生活指導はどうすればよいですか？

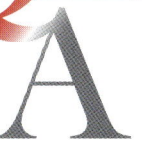

A 鉄分を控え，適度な運動を行い，飲酒は避けるようにします．

1 慢性肝炎

1941年ポーランドのPatekらにより，高蛋白高カロリー（3,600 kcal/日），高ビタミンで予後が延長したとの報告があり，これを応用し慢性肝炎でも同様の栄養がよいとされてきました．

慢性肝炎では各栄養素の代謝障害は起こりにくいですが，C型肝炎ではB型肝炎に比べ糖尿病の合併が多い傾向にあります．C型肝炎では肝臓での鉄吸収が亢進しており，肝細胞内に過剰な鉄の沈着を認めることが多いです．この鉄が二価から三価の陽イオンになるときに生じるフリーラジカルが肝細胞傷害，DNA傷害を引き起こし，肝炎の進展をきたしていると考えられています．過剰な鉄の沈着を抑制するために，瀉血療法とともに**低鉄食療法（6 mg/日以下）**が行われると肝機能の安定に有用とされています（鉄が少ない食材については**表29-1**参照）．C型慢性肝炎の食事療法の基本はバランスのとれた食事であり，**エネルギー30〜35 kcal/kg/日，蛋白質1.2 g/kg/日，脂質エネルギー比は20〜25％程度の食事内容を目標**とします．肥満や糖尿病の合併時には適宜食事制限を行います．

安静度は**ALT値が高い場合（300 IU/mL以上など）**や，黄疸がみられる場合は安静が望ましいですが，それ以外では通常の日常生活でかまいません．むしろ，過度の安静は避け**適度な運動も推奨**されています．

2 肝硬変（分岐鎖アミノ酸製剤についてはQ36参照）

肝硬変での栄養代謝異常は糖質，脂質，蛋白質・アミノ酸のみならず，ビタミン，ミネラル，微量元素などにも及び，蛋白質・エネルギー栄養不良が特徴的です．早朝空腹時の糖質の利用効率の低下や蛋白質・アミノ酸代謝異常でみられる血漿遊離アミノ酸のインバランス，低蛋白血漿，高アンモニア血症，負の窒素平衡などがみられます．エネルギー代謝異常については，早朝空腹時のエネルギー基質である糖質の利用効率の低下と脂質の燃焼効率の増加がみられ，こ

●表29-1　鉄が多い食材と鉄が少ない食材

鉄が多い食材
・鉄鍋，鉄製の包丁，鉄の食器などを避ける
・牛肉，野菜（緑の濃いもの），茶や黒色の乾物，豆，小魚，貝類（アサリ，シジミなど），ウコン，クロレラなど
鉄が少ない食材
・鶏肉，豚肉，ハム，ソーセージ，白身魚，えび，かに，たこ，いか，牛乳，チーズ，ヨーグルトなど 　アルコールは極力避けるべきです．

● 表 29-2　ESPEN

- 推奨される摂取熱量は 35〜40 kcal/kgBW/日（Grade C）
- 推奨される摂取蛋白質量は 1.2〜1.5 g/kgBW/日（Grade C）
- 至適量の食事ができない場合は，経口的に経腸栄養剤を投与するか（Grade C），（食道静脈瘤がある場合にも）チューブによる投与を行う（Grade A）
- PEG（percutaneous endoscopc gastrostomy, 内視鏡的胃瘻造設術）は合併症の頻度が高く推奨されない（Grade C）
- 経口の分岐鎖アミノ酸製剤補充は進行した肝硬変の予後を改善できる（Grade B）

文献 6 から引用, 翻訳

● 表 29-3　第 7 回日本病態栄養学会年次総会コンセンサス 2003　肝硬変の栄養基準

1) エネルギー必要量
   - 栄養所要量（生活活動強度別）を目安にする
   - 耐糖能異常のある場合：25〜30 kcal/kg（標準体重）/日
2) 蛋白質必要量
   - 蛋白不耐症がない場合：1.0〜1.5 g/kg/日
   - 蛋白不耐症がある場合：低蛋白食（0.5〜0.7 g/kg/日）＋肝不全用経腸栄養剤
3) 脂質必要量
   - エネルギー比：20〜25％
4) 食塩
   - 腹水・浮腫（既往歴も含む）がある場合：5〜7 g/日
5) 分割食
   - 4〜6 回/日あるいは夜食（約 200 kcal 相当）

文献 7 から転載

の異常は健常者の 3 日間の絶食状態に相当するといわれています．肝臓でのグリコーゲンの貯蔵量は減少し，筋蛋白を分解しアミノ酸から糖新生するため，骨格筋量が減少し窒素出納は負に傾き，起床時には体内の脂肪を栄養素として利用する病態が生じます．

肝硬変に対する食事療法としては海外のガイドラインとして，**表 29-2** のヨーロッパ静脈経腸栄養学会（The European society of parenteral and enternal nutrition：ESPEN）のガイドラインがあります．このガイドラインはエネルギーや蛋白がやや多いため，日本では第 7 回日本病態栄養学会のコンセンサスがあります（**表 29-3**）．総カロリーから 200 kcal を分割して，軽食として就寝前に摂ることが推奨されています．

MEMO▶

臨床上通院中の患者が肝炎から肝硬変へ進行したという判断のタイミングが難しいときがあります．栄養の観点からは血清アルブミン値が 3.5 g/dL 以下から分岐鎖アミノ酸製剤の適応になります．肝硬変への進行が示唆されれば，専門医へコンサルトし食道静脈瘤やがんの検索が必要となります．

患者コミュニケーション

飲酒は肝硬変の進展,肝発がんの危険因子であることを説明し,禁酒を徹底することが望ましいです.

専門医へのコンサルト

禁酒がどうしてもできない患者はアルコール専門外来へ紹介し,抗酒薬を処方することがあります.

文献
1)「慢性肝炎の治療ガイド2008」.(日本肝臓学会,編),文光堂,pp26-28,2007
2)「肝臓病 専門医にきく最新の臨床」.(戸田剛太郎,他編),中外医学社,pp92-105,1997
3)垣内雅彦,他:C型肝炎に対するその他の治療法.日本臨床,62(増刊7):534-539,2004
4)加藤章信,他:肝疾患の栄養療法.日本消化器病学会雑誌,104(12):1714-1721,2007
5)Scheeweiss, B., et.al.: Energy metabolism in patients with acute and chronic liver disease. Hepatology, 11:387-393, 1990
6)Plauth, M., et.al.: ESPEN Guidelines on Enteral Nutrition: Liver disease. Clin Nutr, 25:285-294, 2006
7)渡辺明治,他:第7回日本病態栄養学会年次総会コンセンサス(2003).栄養-評価と治療,20:181-196,2003
8)是永匡紹,他:慢性ウイルス性肝炎患者の栄養と運動指導.診断と治療,96(3):460-464,2008

〈上田 研〉

第3章 ■ウイルス性肝炎

Q30 ウイルス性肝炎における肝細胞がんのスクリーニングはどのようにすればよいですか？

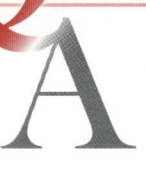

A ウイルス性慢性肝炎では6カ月に1回，ウイルス性肝硬変では3～4カ月に1回の超音波検査と腫瘍マーカーの測定を行います．

わが国の肝細胞がんの約95％がウイルス性肝炎，肝硬変から発生し，約20％がHBV感染，約75％がHCV感染に起因しています．

そのため，わが国の診療ガイドラインでは，B型肝硬変，C型肝硬変は肝細胞がんの超高危険群，B型慢性肝炎，C型慢性肝炎，非B非C型肝硬変は高危険群としてスクリーニング対象に推奨されています（表30-1）．

1 スクリーニングの方法と検査間隔

1. 検査方法

画像診断の第一選択として，低侵襲でくり返し行える利点から**超音波検査**が有用です．

患者の体型，肝の委縮の程度，皮下脂肪の量などによって肝全体の描出が不良のこともあるため，検査の信頼度が十分でない場合は適宜**ダイナミックCT**や**ダイナミックMRI**を行います．腫瘍マーカーは**AFP**，**PIVKA-II**，**AFP-L3**を測定します（表30-2）．

2. 検査間隔

至適スクリーニング間隔についての明確なエビデンスはありませんが，早期の段階で発見し，より根治性の高い治療を受けられるメリットと，検査間隔を短くすることによるコスト増大のデメリットとの兼ね合いからスクリーニング間隔の設定が望まれます．

診療ガイドラインでは，**超高危険群に対しては3～4カ月ごとの**，**高危険群では6カ月ごと**の超音波検査と腫瘍マーカーの測定が推奨されています（表30-2）．さらに，年齢，性別，糖尿病の合併，BMI，飲酒量などのリスク因子も考慮して検査間隔を決定します．

● 表30-1 わが国のガイドラインにおけるスクリーニング対象

超高危険群	高危険群
B型肝硬変 C型肝硬変	B型慢性肝炎 C型慢性肝炎 非B非C型肝硬変

文献1を参照作成

● 表30-2 スクリーニングの方法と検査間隔

超高危険群	3～4カ月ごとの超音波検査，腫瘍マーカー測定 6～12カ月ごとのダイナミックCTまたはダイナミックMRI（オプション）
高危険群	6カ月ごとの超音波検査，腫瘍マーカー測定

文献1を参照作成

2 腫瘍マーカー

2008年から保険上AFPとPIVKA-Ⅱの同時測定が可能となり、肝細胞がんの診断の補助として有用です。現行の保険上、AFP-L3分画は悪性腫瘍が強く疑われる場合にのみ算定されます。定期スクリーニングで見つかるような小肝細胞がんでは、単独の腫瘍マーカーでは陽性率に限界があるため、複数の腫瘍マーカーを組み合わせて特異度の低下を抑えつつ感度を高めることが重要です。

1. AFP（α-fetoprotein, α-フェトプロテイン）

古くから肝細胞がんの腫瘍マーカーとして使用されていますが、慢性肝炎、肝硬変でも上昇し、**偽陽性が問題**となります。また近年小肝細胞がんにおいては画像診断率が向上するに伴い、AFPの有用性は低下しています。2002〜2003年の全国集計によると、肝細胞がん15,831例中、AFP陽性（カットオフ値15 ng/mL）は10,075例（64％）と報告[2]されています。**AFP値が20 ng/mLを超える場合は、AFP-L3分画を測定**します。

2. AFP-L3分画（レンズマメレクチン結合性AFP）

AFP特異性向上のため見出されたフコース結合性AFPの総AFPに対する割合です。AFPはL1、L2、L3の3つに分かれ、慢性肝炎や肝硬変では主にL1が、肝細胞がんではL3が上昇します。カットオフ値10％で感度は約20〜30％程ですが、特異度は90％以上と高く、**カットオフ値15％を超える場合は肝細胞がんの可能性が高いため精査が必要**です。

3. PIVKA-Ⅱ（protein induced by vitamin K absence or antagonist-Ⅱ）

肝で合成される凝固活性がない異常プロトロンビンです。カットオフ値40 mAU/mLで感度約30％ですが特異度は約95％と非常に高い特性を示します。**カットオフ値40 mAU/mLを超える場合は精査**が必要です。

> ⚠ 注意
> PIVKA-Ⅱは、黄疸やワルファリン内服、広域スペクトラムのセフェム系抗菌薬投与時やアルコール性肝硬変などのビタミンK欠乏状態でも上昇することがあるため注意を要します（表30-3）。

3 画像診断

前述のように、超音波検査（図30-1）は侵襲が低く手軽に行える一方、肝の形状や術者の技量に左右される面があるため、必要に応じてダイナミックCT（図30-2）やダイナミック

●表30-3　PIVKA-Ⅱの異常高値をきたす原因

原因	疾患・病態
原疾患	肝細胞がん、肝硬変、慢性肝炎、急性肝炎、アルコール性肝障害、転移性肝がん、その他の悪性腫瘍
胆汁うっ滞	劇症肝炎、原発性胆汁性肝硬変、閉塞性黄疸、胆管細胞がん
その他	ワルファリン投与時、セフェム系抗菌薬投与時、低栄養

土谷薫：肝癌の早期発見のために．「ここがポイントC型・B型肝炎、肝癌の診療　改訂第2版」、（泉並木、編）、p147、南江堂、2008[3] から許諾を得て改変し転載

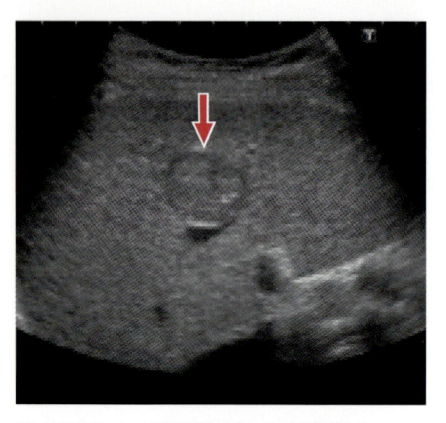

● 図30-1　肝細胞がんに特徴的な
　　　　　Bモード超音波所見

鮮明かつ平滑な境界，薄い辺縁低エコー帯，モザイク状内部エコー，内部エコーの星形無エコー域，後方エコー増強，外側陰影[4]

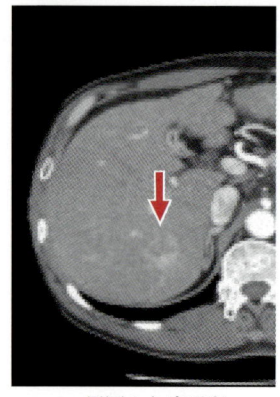

1. 動脈相　　　　2. 平衡相 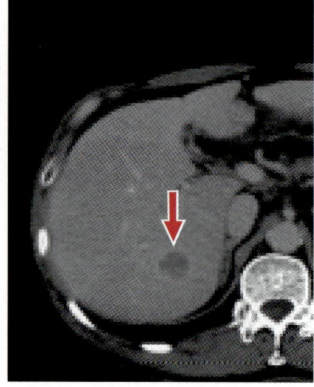
周囲より高吸収　　周囲より低吸収

● 図30-2　ダイナミックCT

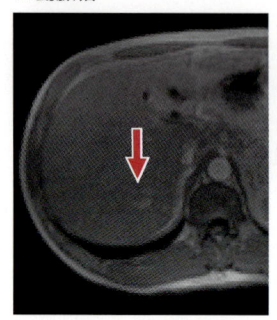

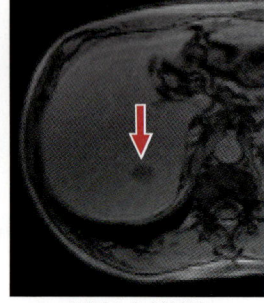

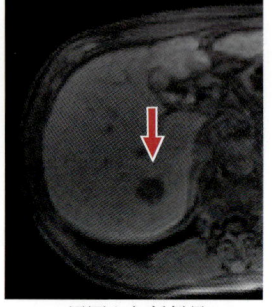

1. 動脈相　　　　2. 平衡相　　　　3. 肝細胞相
周囲より高信号　　周囲より低信号　　周囲より低信号

● 図30-3　ダイナミックMRI

　MRI（図30-3）も併用します．
　ガイドラインでは，**超高危険群については6～12カ月ごとに，オプション検査としてダイナミックCTまたはダイナミックMRIを行うことが推奨**されています（表30-2）．

患者コミュニケーション

　肝細胞がんは進行するまでほとんど自覚症状はありません．そのため，根治可能な早期の段階で発見するためには定期的なスクリーニング検査が必要であることをよく伝えることが重要です．一方，定期的なスクリーニングですべての肝細胞がんを根治可能な大きさ，個数で発見できるとは限らないこともあらかじめ説明しておくことも重要です．

専門医へのコンサルト

　スクリーニングの超音波検査で初めて腫瘤が指摘された場合や，経過観察中の腫瘤のサイズや性状が変化した場合は専門医へコンサルトします．また，超音波検査で腫瘤が検出されなくても，AFPが上昇傾向の場合や，200 ng/mL以上の場合，AFP-L3分画15％以上の場合，PIVKA-Ⅱ 40 mAU/mL以上の場合は肝細胞がんの存在の可能性が高いため専門医へコンサルトします．

文献 1)「科学的根拠に基づく肝癌診療ガイドライン2009年版」．(日本肝臓学会，編)，金原出版，2009
2) 日本肝癌研究会，肝癌追跡調査委員会：「第17回全国原発性肝癌追跡調査報告」．メディアプランニング，2006
3)「ここがポイントC型・B型肝炎，肝癌の診療 改訂第2版」．(泉並木，編)，南江堂，2008
4) 日本超音波医学会医用超音波診断基準に関する委員会：肝腫瘤の超音波診断基準公示のお知らせ（1988-11-30）．超音波医学，16（1）：108-111，1989
5)「肝癌診療マニュアル」．(日本肝臓学会，編)，医学書院，2008

〈佐藤光明〉

第3章 ■ウイルス性肝炎

Q31 ウイルス性肝炎に対する抗ウイルス療法以外の治療法はどんなものがありますか？

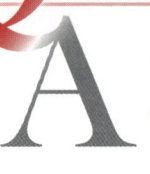

A ウルソデオキシコール酸，グリチルリチン製剤，瀉血療法などの肝庇護療法があり，予後の改善が期待できます．

　ウイルス性慢性肝炎における最終の治療目標は，肝硬変・肝がんへの進展抑止とそれによる生存率の改善です．これらのためには，抗ウイルス療法が最も効果的であり第一選択となります[1]．しかし，**ウイルス駆除が達成しにくい難治例**や，**副作用などによりウイルス駆除をめざした治療が適応とならない症例**では，肝炎進展を予防し発がんリスクを低下させる目的で，**ALT値とAFP値の正常化あるいは安定化をめざした治療が適応**となります（図31-1）．こちらの治療においては，わが国ではインターフェロン少量長期療法がよく行われていますが，その**インターフェロンも使用できないような症例**では，いわゆる**肝庇護療法**が有効とされています．

1 ウルソデオキシコール酸（ウルソ®）

　ウルソデオキシコール酸（UDCA）は，熊胆の主成分であり，わが国において開発され約50年前から胆石溶解剤として用いられていました．これがウイルス性慢性肝炎において，ALT値を低下させる作用が判明し現在広く用いられています．

1. 処方例

　C型慢性肝炎においては，**1回100～300 mg 1日3回を内服投与**します．ウルソデオキシコール酸1回200 mg 1日3回投与を2～3カ月継続することによって，ALT値が30％程度低下することが広く認められます．ウルソデオキシコール酸投与によって，肝発がんが抑制されたというデータは示されていませんが，肝生検組織像で炎症所見が改善したことが報

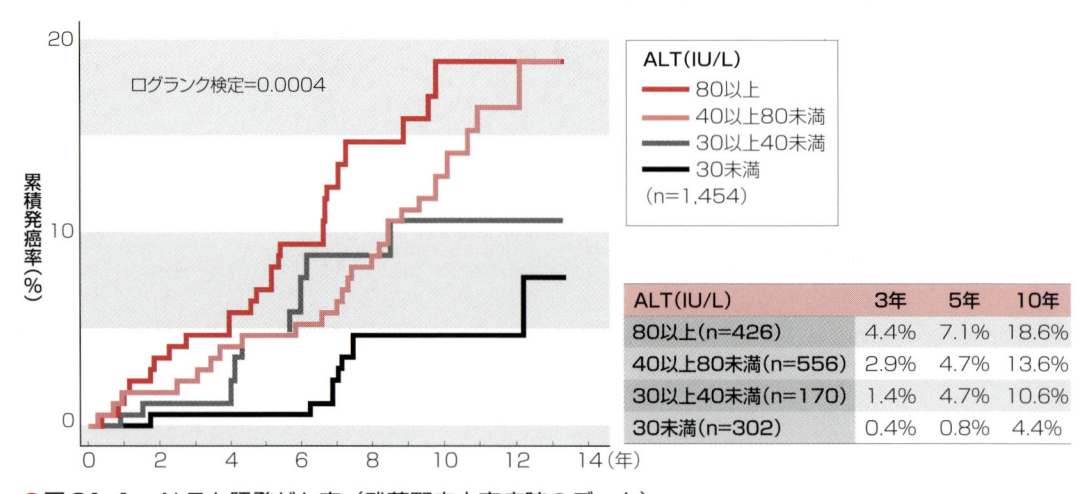

ALT(IU/L)	3年	5年	10年
80以上(n=426)	4.4%	7.1%	18.6%
40以上80未満(n=556)	2.9%	4.7%	13.6%
30以上40未満(n=170)	1.4%	4.7%	10.6%
30未満(n=302)	0.4%	0.8%	4.4%

● 図31-1　ALTと肝発がん率（武蔵野赤十字病院のデータ）

告されています[2]．

2. 副作用

　副作用として，消化管蠕動亢進，下痢，腹部膨満などの消化器症状が現れることがあるので，投与開始前に患者によく説明しておくことが重要です．これらの症状は2～3カ月内服を継続することによって，次第に軽快することが多く，長期内服による副作用はきわめて少ないことが特徴です．

2　グリチルリチン製剤（強力ミノファーゲンシー®）

　強力ミノファーゲンシー®は，甘草の成分であるグリチルリチンが主成分で，わが国では古くから肝障害や蕁麻疹の治療に用いられてきました．強力ミノファーゲンシー®は，ステロイド様作用を有し，肝細胞膜の安定化や細胞傷害性Tリンパ球による細胞傷害を抑制し，肝炎を沈静化させる作用があります．

1. 処方例

　強力ミノファーゲンシー®は，**40 mLの連日静注から開始して，ALT値の改善が目標値に達したら投与回数を減らしていくことが推奨**されています．しかし，現実には外来での連日静注は困難なことが多いため，週2～3回の静注から開始して，効果が十分に現れない場合には，投与回数や投与量を増やすという対処法で対応することも可能です．増量する場合は，1日100 mLまで増量することが，健康保険で認められています．

2. 副作用

　強力ミノファーゲンシー®の副作用として知られているものに，低カリウム血症と血圧上昇があり，特に，1日100 mLの大量投与を行った場合に高頻度です．また，他の低カリウム血症を引き起こす可能性のある薬剤と併用した場合も高頻度に起こるため，これらの薬剤との併用は避けた方が望ましいです．強力ミノファーゲンシー®による低カリウム血症は，偽アルドステロン症によるものであり，強力ミノファーゲンシー®の大量投与の続行が必要な場合には，スピロノラクトンの内服が有用なことがあります．

　強力ミノファーゲンシー®の投与により，肝発がんが抑制ないしは遅延する効果が期待されており，強力ミノファーゲンシー®投与群が非投与群に比し有意に発がん率が低下したとする報告があります[3]．

3　瀉血療法

　C型慢性肝炎においては，肝内鉄沈着がしばしば認められ，病態の進展に関与していることが明らかにされています．すなわち，肝内鉄によってもたらされるフリーラジカルが細胞傷害やDNA傷害を引き起こすとされています．したがって，C型慢性肝炎において，瀉血による徐鉄療法を行えば肝機能が改善します．

1. 方法

　瀉血療法は，ALT値が高値を呈する症例で，血清フェリチン値と血清鉄およびトランス

フェリン飽和度が高い症例が適応となります．また，心疾患の合併がないことを確認しておく必要があります．具体的には，**200 mLの瀉血を2週間に1回行い，血清フェリチン値が10 ng/mL以下あるいはヘモグロビン値が11 g/dL以下になるまでくり返します**．この値に達するまで，おおむね6～10回程度必要となることが多く，目標値に達したら，2～3カ月に1度維持療法として瀉血を行い，ALT値の正常値維持をめざします．約80％の症例でALT値の低下が観察され，多くの症例でALT値は正常値となります．

2. 注意点

瀉血療法を行う際には，患者に鉄制限食を摂るように指導することが大変重要です．また，患者には貧血症状に注意する必要性を説明し，動悸や息切れを自覚したら，無理な運動を避けることや，高山に登ることも禁じます．

> ⚠ **注意**
>
> ここに述べる肝庇護療法は，あくまでも補助的治療であることを理解しましょう．ウイルス性慢性肝炎治療の第一選択は，抗ウイルス療法であり，すべての患者において，まずその適応がないか評価することが必要です．そのうえで，抗ウイルス療法の適応がない場合に，これらの肝庇護療法を行うようにします．ただ漫然と肝庇護療法のみを行うことは，慎まなければなりません．

患者コミュニケーション

ウイルス性慢性肝炎は，放置すると肝硬変や肝がんへ進展するリスクが高い疾患であることを理解していただきましょう．そしてそれを防ぐためには，抗ウイルス療法が第一選択ではありますが，それらが適応とならない場合や効果が乏しい場合には，肝庇護療法が有用であることを理解していただきましょう．鉄制限食などの，日常生活上の指導はとても大切です．

専門医へのコンサルト

これらの肝庇護療法は，非専門医でも実施できる治療です．しかし，治療中に肝がんが発生することも十分あるので，定期的な画像診断や腫瘍マーカーの測定が大変重要かつ必須です．肝がんのサーベイランス・アルゴリズムについては，厚生労働省の研究班によるガイドラインがあるので，参考になります[4]．詳しい画像診断などについては，専門医との密接かつ継続的な連携が必要です．

文献

1) Asahina, Y., Tsuchiya, K., Tamaki, N., et al. : Effect of Aging on Risk for Hepatocellular Carcinoma in Chronic Hepatitis C Virus Infection. Hepatology, 52 : 518-527, 2010
2) Takano, S., Ito, Y., Yokosuka, O., et al. : A multicenter randomized controlled dose study of ursodeoxycholic acid for chronic hepatitis C. Hepatology, 20 : 558-564, 1994
3) Ikeda, K., Arase, Y., Kobayashi, M., et al. : A long-term glycyrrhizin injection therapy reduces hepatocellular carcinogenesis rate in patients with interferon-resistant active chronic hepatitis C: a cohort study of 1249 patients. Dig Dis Sci, 51 : 603-609, 2006
4) 「科学的根拠に基づく肝癌診療ガイドライン」，（科学的根拠に基づく肝癌診療ガイドライン作成に関する研究班，編），金原出版，pp8-9, 2005

〈朝比奈靖浩〉

第4章 ■その他の肝炎

Q32 薬剤性肝障害の診断はどうすればよいですか？

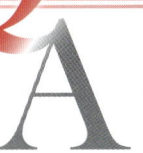

A 原因不明の肝障害をみたら必ず薬剤性を疑ってください．薬物服用と肝障害発症の時間的関連，薬物中止後の経過，および他の原因の除外により診断します．スコアリングによる診断基準も参照してください．

薬剤性肝障害は日常臨床でしばしば遭遇しますが，確定診断は困難なことも多くあります．早期に起因薬物を中止すれば重篤化する可能性は低くなりますが，診断が遅れれば重症化し，致命的になることもあります．起因薬物としては抗生物質，解熱鎮痛剤，精神科・神経科用剤が多いですが，どんな薬物でも起こりえます．また近年では健康食品やサプリメントなどによる肝障害の報告も増えてきています．1997年から2006年までの全国集計では，起因薬物の頻度は抗生物質14.3％，精神科・神経科用剤10.1％，解熱鎮痛剤9.9％，健康食品10.0％，漢方薬7.1％でした．80％が原因薬剤投与から90日以内に肝障害が出現しますが，稀に服薬期間3年以上で肝障害が出現することもあり注意が必要です．肝障害は中毒性と特異体質性に分類されます．

1 中毒性肝障害

薬物自体またはその代謝産物が肝毒性をもち，用量依存性に肝障害を起こします．通常は肝細胞障害型で発症します．

2 特異体質性肝障害

患者の特異体質によって起こるため，投与量とは関係なく，予測することは不可能です．現在，薬剤性肝障害の大部分がこのタイプです．

1. アレルギー性肝障害

薬物の代謝に伴って生成される活性代謝物が担体蛋白と結合して抗原性を獲得し，T細胞依存性肝細胞障害により肝障害が惹起されます．発熱，皮疹，好酸球増多，DLST陽性を伴うことが多いです．比較的早期に発症することが多いとされますが，発症まで数カ月かかることもあります．代謝物が結合する蛋白によって肝細胞障害型か胆汁うっ滞型かが決まります．

2. 薬物代謝の異常による肝障害

薬物代謝関連酵素の特殊な個人差（遺伝的素因）に起因します．

● 表32-1　薬剤性肝障害の病型分類

肝細胞障害型	ALT＞2N＋ALP≦N　または　ALT比/ALP比≧5
胆汁うっ滞型	ALT≦N＋ALP＞2N　または　ALT比/ALP比≦2
混合型	ALT＞2N＋ALP＞N　かつ　2＜ALT比/ALP比＜5

N：正常上限，ALT比＝ALT値/N，ALP比＝ALP値/N

文献1から転載

3 診断基準

　日本肝臓学会で診断基準が作られています．この診断基準では，病型を肝細胞障害型，胆汁うっ滞型，および混合型に分類しています（**表32-1**）．そして，発症までの期間，経過，危険因子，薬物以外の原因の有無，当該薬剤の過去の肝障害の報告，DLST（薬物リンパ球刺激試験），好酸球増多，偶然の再投与が行われたときの反応を用いて，スコアリングし5点以上で可能性が高いと判断します（**表32-2**）．日本肝臓学会のホームページで提供されている計算ソフトを使用するとより簡便に計算できます．DLSTは，陽性であれば起因薬剤の可能性が高くなるものの偽陽性もあります．診断基準の項目に入っており有用だと思われますが，保険適応ではないため必須の検査ではありません．

> **MEMO**
> この診断基準では可能性が高いという項目しかなく確定診断とはできませんが，同じ5点以上でも点数が高ければより確定診断に近いと考えてください．

4 治療

　治療の原則は被疑薬の中止です．ほとんどの場合，中止で肝障害は改善しますが，改善しない場合，ステロイドが有用との報告もありますが確立した治療法はありません．重症例では肝移植を行うこともあります．

> ⚠ **注意**
> 薬剤投与歴のある急性発症の自己免疫性肝炎と薬剤性肝障害の鑑別は困難です．自己抗体が参考になりますが，自己免疫現象を起こす薬剤も存在するため注意が必要です．

患者コミュニケーション

　「倦怠感」，「発熱」，「黄疸」，「発疹」，「吐き気・嘔吐」，「かゆみ」などが出現した場合，薬剤性肝障害の可能性を考え受診するよう指導してください．診断には薬剤の開始時期が非常に重要になるため，患者に自分の服用薬についてきちんと把握していただき，病院受診時は必ずお薬手帳を持参していただくことを指導してください．また健康食品やサプリメントなどによる肝障害も増えており，そのようなものでも肝障害が起こることを知っていただくことが重要です．

● 表32-2 薬剤性肝障害の特徴

	肝細胞障害型		胆汁うっ滞型または混合型		スコア
1. 発症までの期間	**a. 投与中の発症の場合** 投与開始からの日数				
	初回投与	再投与	初回投与	再投与	
	5～90日	1～15日	5～90日	1～90日	+2
	<5日, >90日	>15日	<5日, >90日	>90日	+1
	b. 投与中止後の発症の場合 投与中止後の日数				
	初回投与	再投与	初回投与	再投与	
	15日以内	15日以内	30日以内	30日以内	+1
	>15日	>15日	>30日	>30日	0
2. 経過	**投与中止後のデータ** ALTのピーク値と正常上限との差		**投与中止後のデータ** ALPのピーク値と正常上限との差		
	8日以内に50%以上の減少		（該当なし）		+3
	30日以内に50%以上の減少		180日以内に50%以上の減少		+2
	（該当なし）		180日以内に50%未満の減少		+1
	不明または30日以内に50%未満の減少		不変, 上昇, 不明		0
	30日後も50%未満の減少か再上昇		（該当なし）		-2
	投与続行および不明		投与続行および不明		0
3. 危険因子	飲酒あり		飲酒または妊娠あり		+1
	飲酒なし		飲酒, 妊娠なし		0
4. 薬物以外の原因の有無	カテゴリー1, 2がすべて除外				+2
	カテゴリー1で6項目すべて除外				+1
	カテゴリー1で4つか5つが除外				0
	カテゴリー1の除外が3つ以下				-2
	薬物以外の原因が濃厚				-3
5. 過去の肝障害の報告	過去の報告あり, もしくは添付文書に記載あり				+1
	なし				0
6. 好酸球増多（6%以上）	あり				+1
	なし				0
7. DLST	陽性				+2
	擬陽性				+1
	陰性および未施行				0
8. 偶然の再投与が行われた時の反応	単独再投与				
	ALT倍増		ALP（T.BIL）倍増		+3
	初回肝障害時の併用薬とともに再投与				
	ALT倍増		ALP（T.BIL）倍増		+1
	初回肝障害時と同じ条件で再投与				
	ALT増加するも正常域		ALP（T.BIL）増加するも正常域		-2
	偶然の再投与なし, または判断不能		偶然の再投与なし, または判断不能		0

注1）薬物投与前に発症した場合は「関係なし」，発症までの経過が不明の場合は「記載不十分」と判断して，スコアリングの対象としない．投与中の発症か，投与中止後の発症かにより，aまたはbどちらかのスコアを使用する．
注2）カテゴリー1：HAV, HBV, HCV, 胆道疾患（US），アルコール，ショック肝．
　　　カテゴリー2：CMV, EBV.
　　　ウイルスはIgM HA抗体, HBs抗原, HCV抗体, IgM CMV抗体, IgM EB VCA抗体で判断する．
［判定基準］総スコア2点以下：可能性が低い，3,4点：可能性あり，5点以上：可能性が高い

文献1から転載，一部改変

専門医へのコンサルト

薬剤性肝障害はほとんどの場合，原因薬剤の中止により改善しますが，稀に劇症化することもあり，予後不良となるケースもあります．薬剤中止で改善しないケースや黄疸を認めるケースでは専門医へのコンサルトが必要と考えます．また急性発症の自己免疫性肝炎と薬剤性肝障害の鑑別は困難で，鑑別に困る場合は専門医へコンサルトしてください．

文献
1) 滝川一,他：DDW-J 2004ワークショップ 薬物性肝障害診断基準の提案．肝臓，46（2）：85-90, 2005
2) 滝川一,他：座談会 薬物性肝障害をめぐって．肝臓，49（12）：537-548, 2008
3) 厚生労働省：「重篤副作用疾患別対応マニュアル 薬物性肝障害」．2008
4) Larson, A. M. : Drugs and the liver: Patterns of drug-induced liver injury. UpToDate, 2009

〈細川貴範〉

第4章 ■その他の肝炎

Q33 E型肝炎はどのように診断し，治療したらよいですか？

A HEV抗体価で診断します．特異的な治療はなく，保存的な治療を行います．

　E型肝炎は主に急性肝炎を起こしますが，稀に遷延化し，外国では臓器移植患者での慢性化症例が報告されています．インド，東南アジアや北アフリカなど熱帯地方に多く，従来は輸入感染症と考えられてきましたが，日本にも土着株があり国内での感染例もあります．北海道や東北，東京で報告例が多く，全国の急性肝炎患者の約1％，近年では非ABC型肝炎の10％程度を占めます．人畜共通感染症で，豚，野生の猪にも人間と同じHEV（hepatitis E virus, E型肝炎ウイルス）株が感染します．飼育されている豚にも蔓延しているという報告もあるため，豚肉を食べる際には十分な加熱が必要です．妊婦が感染した場合，特に妊娠第3期に感染すると劇症化しやすいといわれており，外国では死亡率20％という報告があります．本邦では中高年男性の劇症化報告が目立ちます．

　感染症予防法の定める4類感染症に指定されており，診断がついた場合は全例，直ちに保健所を通じて都道府県知事に届出をする必要があります．

1 どのようなときに疑うのか

　E型肝炎は通常一過性，急性の肝炎を起こします．感染の多くは不顕性感染で，発症者数は感染者全体の0.1％といわれています．汚染された水を飲んだり，豚や野生の猪などの肉，内臓を十分に加熱せずに摂食するなどにより経口的に感染し，稀に輸血でも感染します．潜伏期は2～9週，平均6週間で，発症後も約1カ月間糞便中にHEVが排泄されます．症状は**嘔気，嘔吐，発熱，腹痛，黄疸や肝腫大**などです．発症時には**AST，ALTの著しい上昇**がみられます．**急性発症した肝障害で，ウイルス性肝炎，自己免疫性肝炎（Q34参照），肝細胞障害性薬剤性肝障害（Q32参照）などが否定的**な場合，急性E型肝炎を疑うことになります．

> **MEMO ▶ 感染経路**
>
> 日本の全国集計で30％が豚，猪，貝など食物からの感染，8％が蔓延地域からの輸入感染，2％が輸血でした．しかし症例の半数が経路不明でした．世界では大規模な流行が起こる地域もあり，診断時に渡航歴，食事内容，輸血歴を確認しておくことが重要です．

2 診断法

　流行地への渡航や生水，豚，猪肉の不十分な加熱での摂取などについて問診が重要です．診断のためには，抗HEV抗体価が一般的に用いられています．**IgMクラスの抗HEV抗体は発症直後から陽性となり，2～6カ月間持続高値**を示します．しかしリウマチ因子を含む検体では偽陽性を示すことがあるため，IgA，IgGクラスの抗HEV抗体の測定とあわせて判断する必要

があります．ただし現在保険適応となっている検査・測定系はありません．より高感度の検査としてNAT（nucleic amplification test）がありますが，やはり保険適応となっていません．

3 治療法

特別な治療は必要なく，大多数が**対症療法で軽快**します．黄疸がピークになるころには全身状態，AST，ALT値とも改善し，予後は良好です．黄疸がピークになっても改善してこないようなら，重症化を考える必要があり，劇症化のチェックや，血漿交換や持続ろ過透析などの治療，肝移植（**Q40** 参照）も念頭において対処する必要があります．

MEMO ▶ E型肝炎ウイルス遺伝子型と重症化

E型肝炎ウイルスには遺伝子型が4種類あり，そのうち日本に土着しているのは3型と4型です．近年の報告では4型の方が重症化しやすいとされています．3型の感染の大部分は不顕性感染で収束すると考えられています．

MEMO ▶ 重症化因子

E型肝炎ウイルス遺伝子型以外の重症化因子として，高齢，慢性肝疾患や基礎疾患の存在が指摘されています．糖尿病や脳梗塞の既往，薬剤性肝障害やNASH（nonalcoholic steatohepatitis，非アルコール性脂肪肝炎）症例で重症化傾向との報告があります．肝移植後の感染では慢性化，肝硬変進行例が報告されています．

患者コミュニケーション

他のウイルス性疾患ほど一般的に知られていないため，整理した説明が必要です．説明のポイントは感染源の確認，基本は急性疾患であり治るのに1カ月かかること，重症化・劇症化することがあること，自宅では糞便の処理をきちんとすれば他人への感染は防げることなどです．

専門医へのコンサルト

AST，ALTが非常に高値となるため，診断以前であってもコンサルトが必要です．また劇症化する可能性があるため，急性期は血漿交換などの経験のある施設での加療が必要です．E型肝炎既往の場合は現在のところ，再燃・再感染の可能性は低いと考えられています．

参考文献
1）矢野公士，他：E型肝炎の臨床．日本消化器病学会雑誌，106（2）：188-194, 2009
2）阿部敏紀，他：本邦に於けるE型肝炎ウイルス感染の統計学的・疫学的・ウイルス学的特長　全国集計254例に基づく解析．肝臓，47：384-391, 2006
3）Kamar, N., et al. : Hepatitis E virus and chronic hepatitis in organ-transplant recipients. N Engl J Med, 358 : 811-817, 2008
4）平山慈子：E型肝炎　肝臓病の診方とアプローチ1.B．「肝臓病診療ゴールデンハンドブック」，南江堂，pp77-79, 2007

〈板倉　潤〉

第4章 ■ その他の肝炎

Q34 自己免疫性肝炎はどのように診断し，治療したらよいですか？

A scoring systemで診断し，副腎皮質ステロイド投与で治療します．

　自己免疫性肝炎（auto immune hepatitis：AIH）は慢性肝炎患者総数の約1.8％，女性に限定すると4％を占める疾患です．年間発症例数は1,500例と推定されています．検診により無症状・軽度の肝機能異常で発見される症例も多いですが，稀に急性増悪・重症化して発見される症例もあり，注意が必要です．6.3：1で女性に多く，発症ピークが50歳です．中年女性の肝機能異常症例では自己免疫性肝炎を念頭においておく必要があります．

1 自己免疫性肝炎の診断

　自己免疫性肝炎は発症，進展に自己免疫機序の関与が疑われているものの，原因は不明です．また特異的な臨床マーカーは同定されていません．厚生労働省難治性の肝疾患調査研究班から，1996年に自己免疫性肝炎の診断指針，治療指針が示されています（**表34-1**）．1992年以降，自己免疫性肝炎の診断には**scoring system**が導入されています．2008年に国際自己免疫性肝炎グループにより簡略化された**simplified criteria**が提示されています（**表34-2**）．診断には**肝組織検査**が必要です．

1. 症状・検査値

　特有の症状はなく，全身倦怠感，食欲不振など一般的な症状を呈します．関節痛，発熱を初発症状とする症例もあります．検査では胆道系酵素よりも**ASTやALTの上昇が特徴**です．血清IgGは高値を示し，ZTTが20 KU以上の高値を呈することがあります．CRP，血沈など炎症反応が上昇することがあります．

　抗核抗体（anti nuclear antibody：ANA）が95％の症例で陽性です．他に抗平滑筋抗体（anti smooth muscle antibody：SMA），抗Ⅰ型肝腎ミクロソーム抗体（liver kidney microsome antibody typeⅠ：LKM-Ⅰ），肝可溶性抗原抗体（soluble liver antigen antibody：SLA抗体），抗アシアロ糖蛋白レセプター抗体（asialo-glycoprotein receptor antibody：抗ASGPR抗体）も特徴的です．日本ではHLA DR4，欧米ではDR3とDR4が危険因子群とされています．

2. 合併症

　他の自己免疫疾患を伴うことがあります．甲状腺機能低下症，Sjögren症候群，関節リウマチ，SLE（systemic lupus erythematosus，全身性エリテマトーデス），特発性血小板減少症，CREST症候群（calcinosis cutis・Raynaud's phenomenon・esophageal dysmotility・sclerodactyly・telangiectasias，皮膚石灰沈着症・レイノー現象・食道運動低下・強指症・

● 表34-1　自己免疫性肝炎診断指針

概念
中年以降の女性に好発し，慢性に経過する肝炎であり，肝細胞障害の成立に自己免疫機序が想定される*1．診断にあたっては肝炎ウイルス*2，アルコール，薬物による肝障害，および他の自己免疫疾患に基づく肝障害を除外する．免疫抑制剤，特にコルチコステロイドが著効を奏す*3．

主要所見
1) 血中自己抗体（特に抗核抗体，抗平滑筋抗体など）が陽性．
2) 血清γグロブリン値またはIgG値の上昇（2g/dL以上）．
3) 持続性または反復性の血清トランスアミナーゼ値の異常．
4) 肝炎ウイルスマーカーは原則として陰性*2．
5) 組織学的には肝細胞壊死所見およびpiecemeal necrosisを伴う慢性肝炎あるいは肝硬変であり，しばしば著明な形質細胞浸潤を認める．時に急性肝炎像を呈する．

【注】
*1　本邦ではHLA-DR4陽性症状が多い．
*2　本邦ではC型肝炎ウイルス血症を伴う自己免疫性肝炎がある．
*3　C型肝炎ウイルス感染が明らかな症例では，インターフェロン治療が奏効する例もある．

診断
上記の主要所見1から4より，自己免疫性肝炎が疑われた場合，組織学的検査を行い，自己免疫性肝炎の国際診断基準を参考に診断する．

治療指針
1) 診断が確定した例では原則として免疫抑制療法（プレドニゾロンなど）を行う．
2) プレドニゾロン初期投与量は十分量（30mg/日以上）とし，血清トランスアミナーゼ値の改善を効果の指標に漸減する．維持量は血清トランスアミナーゼ値の正常化をみて決定する．
3) C型肝炎ウイルス血症を伴う自己免疫性肝炎の治療にあたっては
   a　国際診断基準（Scoring System）でのスコアが高い症例ではステロイド治療が望ましい．
   b　国際診断基準でのスコアが低い症例ではインターフェロン治療も考慮される．しかし，その実施にあたっては投与前のウイルス学的検索を参考に適応を決定する．投与開始後は血中ウイルス量，肝機能を評価し，明らかな改善がみられない場合には，速やかに投与を中止し，免疫抑制剤の使用を考慮する．

文献1から引用

毛細血管拡張症），MCTD（mixed connective tissue disease，混合性結合組織病），皮膚硬化症，レイノー症候群，乾燥症候群，甲状腺機能亢進症，高安動脈炎，日光過敏症の合併報告があります．

MEMO ▶ 肝組織像

　Interface hepatitis，リンパ球・形質細胞浸潤や肝細胞のロゼッタ形成が典型的な所見です．しかし炎症が高度になると異型胆管増生など胆管障害所見も認められるため，総合的な判断が必要です．

> ⚠ **注意　自己抗体陽性となる薬剤性肝障害**
> 　ミノサイクリンなど一部の薬剤は抗核抗体陽性となることが知られています．薬剤歴を確認して，疑わしい薬剤を中止してから，専門医にコンサルトする必要があります．

2　自己免疫性肝炎の治療

　第一選択は副腎皮質ステロイドです．初期投与量はプレドニゾロン換算で0.5～1.0 mg/kgの投与が一般的です．急速に減量すると再燃するため，肝機能の改善を確認したうえで，1～2週ごとに約20％または5 mgずつ減量し，経過を追う必要があります．再燃した場合は倍量

● 表34-2　自己免疫性肝炎 scoring system (2008, Simplified criteria)

検査項目		点数
抗核抗体 または SMA	≧ 1:40	1
	≧ 1:80	2
または LKM	≧ 1:40	2
または SLA	陽性	2
IgG値	基準上限以上	1
	基準上限の1.1倍以上	2
肝組織像	"矛盾しない"	1
	"典型的"	2
ウイルス性肝炎	陰性	2
評価	疑診	6点以上
	確診	7点以上

文献2から引用，翻訳

に増量し，肝機能が落ち着いてから再度減量します．8割の症例で良好な反応を示しますが，完全寛解には数年かかります．骨粗しょう症，糖尿病，感染症，消化管出血など，治療に伴う合併症に留意する必要があります．

　治療抵抗例ではアザチオプリンやシクロスポリン，タクロリムスの投与が行われます．またウルソデオキシコール酸の追加投与も行われることがあります．また劇症化症例や肝硬変症例などでは肝移植も適応となります（Q40参照）．

⚠ **注意　ウイルス性肝炎除外の必要性**

　治療にステロイドを用いるため，ウイルス性肝炎とは確実に区別する必要があります．特にHBs抗原のみならずHBc抗体やHBs抗体が陽性の場合は治療によりB型肝炎が再燃することがあるため，同時にB型肝炎ウイルス量のモニターや予防治療が必要になります（Q2参照）．慢性C型肝炎との合併例の場合，どちらが優位で肝障害をきたしているのか判断が必要なため，専門医へのコンサルトが必要です．

3　自己免疫性肝炎の予後

　日本での5年生存率は96.7%，10年生存率は94.0%と推定されています．死亡例は診断後半年以内が多く，劇症化例や肝硬変末期の症例です．肝硬変への進展は5年で13%，10年で17%，15年で21%と推定されています．肝細胞がんの発生頻度は10年で7%程度です．

MEMO ▶ オーバーラップ症例

　自己免疫性肝炎と原発性胆汁性肝硬変（Q35参照），原発性硬化性胆管炎のうち，2つ以上の疾患の診断基準を満たす場合，オーバーラップ症例と考えられます．治療は副腎皮質ステロイドやウルソデオキシコール酸が用いられます．

患者コミュニケーション

　副腎皮質ステロイド減量に伴う再燃や投与中止後の再燃に注意する必要があり，定期的な通院が必要なことを理解してもらうことが重要です．また副腎皮質ステロイドの副作用についても説明が必要です．国の指定する難治性疾患克服研究事業の対象疾患であり，地方自治体によっては助成の対象となっていることがあります．

専門医へのコンサルト

診断には肝生検も含めた専門的・総合的な診断が必要です．また劇症化症例や肝硬変症例，脂肪肝炎合併例などでのsimplified criteriaの有用性はまだ不明です．経過観察中に増悪した場合も，最終的に移植も含めた広い視野での加療が必要なため，専門医へコンサルトする必要があります．

文献
1) 戸田剛太郎：自己免疫性肝炎の全国集計結果および診断指針の改訂．厚生省難治性の肝疾患調査研究班，平成七年度自己免疫性肝疾患分科会報告，1996
2) Hennes, E. M., et al.：Simplified criteria for the diagnosis of autoimmune hepatitis. Hepatology, 48(1)：169-176, 2008
3) 勝嶋史子，他：新しい国際診断基準を用いた自己免疫性肝炎の再評価に関する検討．肝臓，50(11)：618-625, 2009
4) 阿部雅則，他：自己免疫性肝炎の診断，特集自己免疫性肝炎2009．肝胆膵，59(1)：7-12, 2009
5) 板倉潤：自己免疫性肝炎 肝臓病の診方とアプローチ1.B.「肝臓病診療ゴールデンハンドブック」，南江堂，pp105-110, 2007

〈板倉 潤〉

第4章 ■ その他の肝炎

Q35 原発性胆汁性肝硬変はどのように診断し，治療すればよいですか？

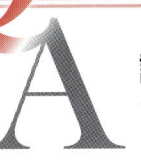

A 診断基準に従って診断し，ウルソデオキシコール酸を主体として治療します．

本邦での原発性胆汁性肝硬変（primary biliary cirrhosis：PBC）患者数は約50,000人と推定されており，推定年間発生数は500人です．女性が9割を占め，50歳代での発症例が多いのが特徴です．ウイルス性肝炎に比べると頻度は低いものの，肝細胞がんの発がん率が約1％程度あり，また比較的早期から食道静脈瘤を合併しやすく，注意が必要です．

1 原発性胆汁性肝硬変の診断

原発性胆汁性肝硬変は発症，進展に自己免疫機序の関与のほか，感染症の関与も疑われており，病態は完全には解明されていません．診断基準は厚生労働省難治性の肝炎調査研究班によるものが用いられています（表35-1）．また組織診断にはScheuerの病期分類が世界的に用いられています（表35-2）．

● 表35-1 原発性胆汁性肝硬変診断基準（厚生労働省難治性の肝疾患調査研究班，平成16年度）

概念
PBCは中年以降の女性に好発し，皮膚瘙痒感で初発することが多い．黄疸は出現後消退することなく漸増することが多く，門脈圧亢進症状が高頻度に出現する．PBCは臨床上，s-PBCとa-PBCに分類され，皮膚瘙痒感，黄疸，食道静脈瘤，腹水，肝性脳症など肝障害に基づく自覚症状を有する場合はs-PBCと呼ぶ．これらの症状を欠く場合はa-PBCと呼び，無症候のまま数年以上経過する場合がある．

1) **血液・生化学検査所見**
   症候性，無症候性を問わず，赤沈の促進，血清中の胆道系酵素（アルカリフォスファターゼ，γ-GTPなど）活性，総コレステロール濃度，IgM濃度の上昇を認める．抗ミトコンドリア抗体（蛍光抗体法，ELISA法※）が高頻度に陽性を示す．
2) **組織学的所見**
   肝組織では中等大小葉間胆管ないし隔壁胆管に慢性非化膿性破壊性胆管炎（chronic non-suppurative destructive cholangitis：CNSDC）あるいは胆管消失を認める．連続切片による検索で診断率は向上する．
3) **合併症**
   高脂血症が持続する場合には皮膚黄色腫を伴うことがある．しばしば，Sjögren症候群，関節リウマチ，慢性甲状腺炎などの自己免疫性疾患を合併する．
4) **鑑別**
   慢性薬剤起因性肝内胆汁うっ滞，肝内型原発性硬化性胆管炎，成人性肝内胆管減少症など．

診断
次のいずれか1つに該当するものをPBCと診断する．
1) 組織学的にCNSDCを認め，検査所見がPBCとして矛盾しないもの．抗ミトコンドリア抗体が陰性例も稀に存在する．
2) 抗ミトコンドリア抗体が陽性で，組織学的にはCNSDCの所見を認めないが，PBCに矛盾しない（compatible）組織像を示すもの．
3) 組織学的検索の機会はないが，抗ミトコンドリア抗体が陽性で，しかも臨床像および経過からPBCと考えられるもの．

※検出された抗体はanti M2と呼ばれることがある
文献1から転載，一部改変

● 表35-2　Scheuerの分類

Ⅰ期	主として門脈域の中等大胆管破壊を特徴とする．胆管周囲にリンパ球，特に形質細胞，組織球の浸潤がみられる（CNSDC）．
Ⅱ期	小葉胆管が減少し，細胆管の増生を認める．piecemeal necrosisを認めることがある．
Ⅲ期	bridging necrosisおよび種々の程度の線維化を認める．
Ⅳ期	小葉構造の再構築，肝硬変像を呈する．

1. 症状

原発性胆汁性肝硬変の初期（無症候期）は**無症状**です．中期・進行期（症候期・黄疸期）になると，**胆汁うっ滞による皮膚瘙痒感**と，**脂溶性ビタミン（ビタミンD・K）の吸収障害による骨粗しょう症，高コレステロール血症**が認められます．末期（肝硬変期）では**門脈圧亢進症状，肝不全症状**のほか，**肝細胞がん**の併発を認めることがあります．門脈圧亢進症状は肝硬変に進展するより早く顕在化することがあるため，食道静脈瘤に注意を払う必要があります．

2. 検査

臨床検査値ではAST，ALT値よりも**胆道系酵素（ALP，γ-GTPなど）が優位に上昇**します．またIgMとコレステロール値が高値を示すことがあり，ビタミンKの吸収障害によりPIVKA-Ⅱが異常高値を示すことがあります．

抗ミトコンドリア抗体（anti mitochondrial antibody：AMA）や抗M2抗体，抗ピルビン酸脱水素酵素抗体（anti pyruvate dehydrogenase antibody：抗PDH抗体）が特異的なマーカーです．ただし10％ほど陰性を示す症例があります．抗セントロメア抗体（anti centromere antibody：ACA）や抗nuclear dots抗体（ANDA），抗核膜抗体（anti nuclear envelope antibody：ANEA）などが陽性となることがあります．抗核抗体は30〜50％で陽性となることがあります．

3. 合併症

他の自己免疫性疾患の合併として，乾燥症候群（dry gland 'sicca' syndrome），Sjögren症候群，関節リウマチ，橋本病，潰瘍性大腸炎，尿細管アシドーシス，MCTD，多発性筋炎，多発筋痛症，肺線維症，CREST症候群，全身性エリテマトーデス，悪性貧血が報告されています．

MEMO

臨床上は予後の観点から，無症候性（asymptomatic-primary biliary cirrhosis：a-PBC）／症候性（symptomatic-primary biliary cirrhosis：s-PBC）に分ける分類が用いられています．

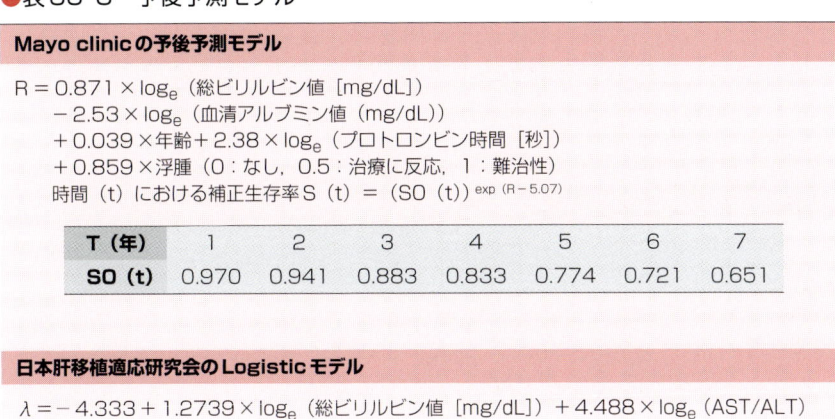

● 表35-3 予後予測モデル

Mayo clinicの予後予測モデル

R = 0.871×$\log_e$（総ビリルビン値 [mg/dL]）
 − 2.53×$\log_e$（血清アルブミン値 [mg/dL]）
 + 0.039×年齢 + 2.38×$\log_e$（プロトロンビン時間 [秒]）
 + 0.859×浮腫（0：なし，0.5：治療に反応，1：難治性）
時間（t）における補正生存率 S（t）=（S0（t））$^{\exp(R-5.07)}$

T（年）	1	2	3	4	5	6	7
S0（t）	0.970	0.941	0.883	0.833	0.774	0.721	0.651

日本肝移植適応研究会のLogisticモデル

λ = − 4.333 + 1.2739×$\log_e$（総ビリルビン値 [mg/dL]）+ 4.488×$\log_e$（AST/ALT）
死亡確率 = 1/（1+$e^{-\lambda}$）

2 原発性胆汁性肝硬変の治療

1. 薬物治療

第一選択はウルソデオキシコール酸（UDCA）の投与です．13〜15 mg/kg，通常600 mg/日程度（200 mg/回，1日3回）から開始し，70〜80％の症例で胆道系酵素の低下を認めます．しかし進行した症例では必ずしも効果があるわけではなく，UDCA開始後10年目に肝硬変へ移行する率は，Scheuer I 期からは17％，II 期27％，III 期76％と推測されています．

UDCAで改善しない場合，**脂質異常症治療薬のベザフィブラート**が有効な場合があります．UDCA・ベザフィブラート併用投与により90％の症例で胆道系酵素の正常化が認められます．しかしUDCAよりも副作用の頻度が高いため，注意が必要です．

皮膚瘙痒感に対してコレスチラミンが有効な場合があります．また腸管での吸収障害をきたす脂溶性ビタミンA・D・E・Kを補充する必要があります．

副腎皮質ステロイドはAST・ALT高値を示す症例，AIH（autoimmune hepatitis，自己免疫性肝炎）（Q34参照）とのオーバーラップを疑われる症例で有効な場合があります．

2. 移植手術

肝硬変症例では肝移植の適応があります（Q40参照）．移植適応にはMELDスコアのほかに，原発性胆汁性肝硬変の予後予測モデルがあります（表35-3）．早期に移植に踏み切れば移植後の成績も良好ですが，総合的な判断が必要です．

3 原発性胆汁性肝硬変の予後

無症候性（a-PBC）と症候性（s-PBC）とで予後が変わります．2005年の厚生労働省研究班の報告[1]によると，5年生存率はa-PBC 97.5％，s-PBC 77.6％，10年生存率はa-PBC 92.1％，s-PBC 61.7％でした．死亡の原因としては肝不全，消化管出血が多いです．

原発性胆汁性肝硬変肝における移植後の生存率は1年で80.4％，3年76.7％，5年75.4％，10年72.9％と良好ですが，移植後の再発も高頻度です．移植後も80％の症例はAMA陽性が持続するため，移植後再発の確認は組織検査が必要です．

患者コミュニケーション

　UDCAなどの治療によって治るわけではないため，定期的な受診が必要なことを理解してもらうことが重要です．食道静脈瘤発見のための上部消化管内視鏡検査や，肝臓がん早期発見のための超音波検査を適宜行うことも説明しておく必要があります．国の指定する難病医療費支援制度の対象となっています．

専門医へのコンサルト

　診断には肝生検も含めた専門的・総合的な診断が必要です．AMA陰性症例や，自己免疫性肝炎オーバーラップ症例などもあり，診断には専門医へのコンサルトが必要です．病状が進行した場合も，移植も含めた広い視野での観察が必要なため，専門医へのコンサルトを行う必要があります．

文献
1) 戸田剛太郎，他：原発性胆汁性肝硬変診断基準の改訂について（厚生労働科学研究費補助金 難治性疾患克服研究事業）．肝臓，46（4）：232-233, 2005
2) Poupon, R., et al. : Primary biliary cirrhosis: A 2010 update. J Hepatol, 52（5）：745-758, 2010
3) Iwasaki, S., et al. : The efficacy of ursodeoxycholic acid and bezafibrate combination therapy for primary biliary cirrhosis: A prospective, multicenter study. Hepatol Res, 38（6）：557-564, 2008
4) Itakura, J., et al. : Prospective randomized crossover trial of combination therapy with bezafibrate and UDCA for primary biliary cirrhosis. Hepatol Res, 29（4）：216-222, 2004
5) 板倉潤：原発性胆汁性肝硬変　肝臓病の診方とアプローチ1.B.「肝臓病診療ゴールデンハンドブック」，南江堂，pp111-115, 2007

〈板倉　潤〉

第5章 ■肝硬変

Q36 分岐鎖アミノ酸（BCAA）製剤はどのような症例に何を期待して投与すべきですか？

A 血清アルブミン（Alb）3.5 g/dL以下の肝硬変症例ではBCAA顆粒（リーバクト®）長期投与により肝がん発生・静脈瘤破裂・肝不全の進行が減る可能性があります．エネルギー低栄養を伴う場合は肝不全用経腸栄養剤（アミノレバン®，ヘパン®）の投与を選択します．

　BCAAは側鎖に分岐をもつ3種類のアミノ酸（バリン，ロイシン，イソロイシン）であり，人体の必須アミノ酸の約40％を占めます．他のアミノ酸が腸管から吸収され肝臓で代謝されるのに対し，BCAAは肝臓に代謝酵素が少ないため末梢組織，特に筋肉で代謝されます．

　肝硬変症例でBCAAが低下する機序として，肝臓でのアミノ酸代謝が低下しそれを代償するためにエネルギー源としてBCAAが燃焼されるという説と，肝硬変に伴う高アンモニア血症を代償するためにBCAAが用いられるという説があります．前者の詳しい説明としては，生理的に最も利用効率が高いエネルギー源はブドウ糖ですが，肝硬変ではグリコーゲン貯蔵臓器である肝臓が萎縮していることと，末梢組織のインスリン抵抗性上昇のため，そのブドウ糖の利用効率が低下し，逆にBCAAは骨格筋で燃焼されやすい基質であるため，エネルギー源としての利用率が健常者の45％から肝硬変では96％まで上昇すると報告されています．

　ではBCAAが低下すると何が問題なのでしょうか？ BCAAの生理作用については，①蛋白合成を促進する情報伝達機構の活性化，②糖代謝異常の改善作用，③免疫賦活作用，④抗腫瘍作用などが近年報告されており，BCAA低下によりこの生理作用にかかわるさまざまな肝硬変合併症が生じると考えられています．

1 BCAA顆粒長期投与の有用性

　血清Alb 3.5 g/dL以下の肝硬変症例では肝疾患関連イベント（肝がん発生・静脈瘤破裂・肝不全の進行）が分岐鎖アミノ酸製剤（BCAA顆粒）長期投与（2年以上）により減少するということが大規模臨床試験（Lotus試験）で証明されました[1]（図36-1）．よって**血清Albが3.5 g/dL以下の肝硬変であれば，BCAA顆粒投与を開始するべき**と考えられます．

　肝発がんの危険因子についてもこの試験で検討されており[2]，危険因子として男性・糖尿病合併・AFP 20 ng/mL以上・高BMI・血清Alb濃度低値があげられており，BMI 25以上やAFP 20 ng/mL以上の症例においてBCAA内服群では肝発がんリスクが低下することが証明されました（図36-2，図36-3）．

　BCAA顆粒の開始時期として保険適用基準はAlb 3.5 g/dL以下ですが，より早期のアミノ酸インバランスの進行を反映し簡便に測定可能なBTR（BCAA/チロシン比：正常は6〜8）を用いて，**Alb 3.6 g/dLであってもBTR 4.0未満はBCAA顆粒補充療法により血清Alb値の維持が期待できる**という報告[3]がなされています．

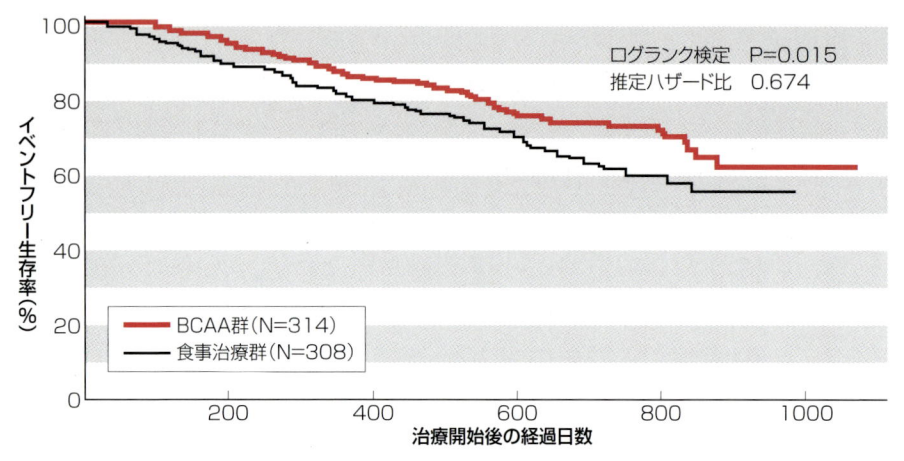

●図36-1 BCAA顆粒長期投与の有無によるイベントフリー生存率の比較
文献1から転載

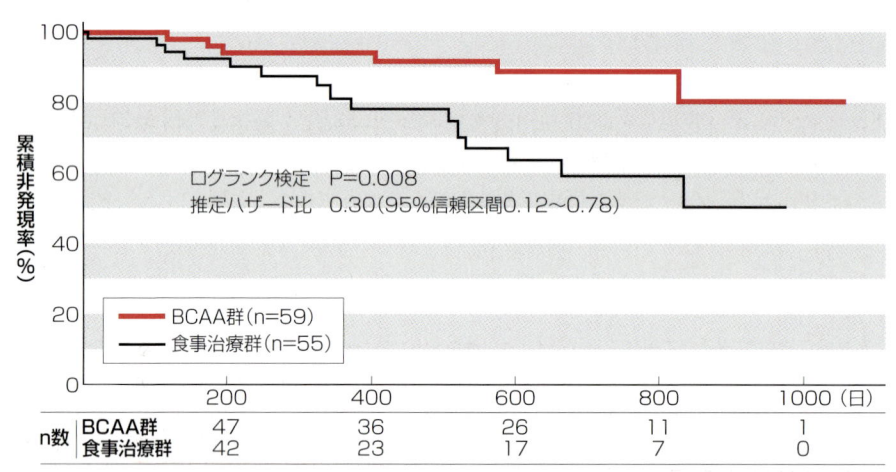

●図36-2 BMI 25以上症例におけるBCAA顆粒長期投与の有無による肝がんによるイベントフリー生存率の比較
文献2から転載

> **MEMO**
> 肝硬変に対するBCAA製剤補充療法は平成22年ウイルス性肝硬変に対する包括的治療のガイドライン[3]にも記載されています．

2 BCAA顆粒（リーバクト®）と肝不全用経腸栄養剤（アミノレバン®，ヘパン®）の使いわけ

　BCAA補充療法を行うにあたって，単にBCAAを補うのみでは低蛋白栄養状態の改善にはならないということを認識することが大切です．蛋白合成のためには，材料としてのアミノ酸と十分な合成エネルギーが必要であり，1分子のAlbを合成するためには64分子のグルコース（エネルギー）が必要です．前述のようにBCAAは良好なエネルギー源になることができ，そのためカロリー摂取が不十分な患者にBCAA顆粒のみ補充しても，本来の目的である蛋白合成の材料としては全く利用されず，エネルギー源として燃焼されてしまいます[4]．よってBCAA

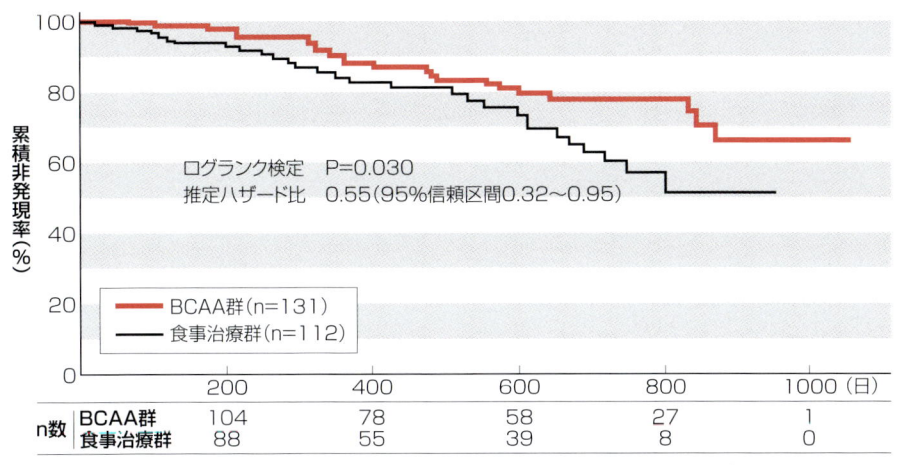

●図36-3　AFP20 ng/mL以上症例におけるBCAA顆粒長期投与の有無による肝がんに関するイベントフリー生存率の比較

文献2から転載

製剤の使い分けの目安の1つとして，**食事摂取十分な場合はBCAA顆粒を，食事摂取不十分でエネルギー低栄養を伴う場合は肝不全用経腸栄養剤を選択**することが必要です．

また**肝性脳症の既往があり蛋白不耐症を示す場合は肝不全用経腸栄養剤が適応**となります．その際には低蛋白食（0.5～1.0 g/kg/日）の栄養指導も同時に行うことが必要です．

> ⚠ 注意
>
> BCAA製剤は急性肝不全例においてはアミノ酸負荷となるため，原則的に投与を避けるべきと考えられています．臨床的には肝性脳症診断時，その原因が非代償性肝硬変あるいは急性肝不全であるかを鑑別し適切な治療を開始することが重要です．また肝不全用経腸栄養剤は高カロリー（1パック＝200 kcal）である点が糖尿病合併肝硬変症例で問題となります．カロリー制限が必要な患者に肝不全用経腸栄養剤を投与する場合は，栄養剤内服を含めた詳細な食事指導と血糖値のチェックが必要です．

患者コミュニケーション

BCAA製剤の薬効が最大限に示されるには継続して内服していただくことが大切です．栄養療法の成功は肝疾患の生命予後向上に直結することを外来レベルでくり返し説明していくことが重要です．またBCAA補充療法以外に減塩食やビタミン・ミネラル摂取の十分な補給を推進することが肝硬変症例では必要です．定期的に栄養士による栄養指導を受けていただくことも効果的と考えられます．

専門医へのコンサルト

肝性脳症（**Q39**参照）や腹水コントロール（**Q37**参照）が困難な場合は専門医へのコンサルトが必要です．

文献
1) Muto, Y., Sato, S., Kumada, H., et al.: Effects of oral branched-chain amino acid granules on event-free survival in patients with liver cirrhosis. Clin Gastroenterol Hepatol, 3(7): 705-713, 2005
2) Muto, Y., Sato, S., Ohashi, Y., et al.: Overweight and obesity increase the risk for liver cancer in patients with liver cirrhosis and long-term oral supplementation with branched-chain amino acid granules inhibits liver carcinogenesis in heavier patients with liver cirrhosis. Hepatol Res, 35(3): 204-214, 2006
3) 厚生労働省研究班:表10 平成22年ウイルス性肝硬変に対する包括的治療のガイドライン.「厚生労働省研究班によるウイルス性肝硬変治療ガイドライン(2010年3月改訂)」, 2010
http://www.jsh.or.jp/medical/documents/Cirrhosis10-11.pdf
4) Nishiguchi, S., Habu, D.: Effect of oral supplementation with branched-chain amino acid granules in the early stage of cirrhosis. Hepatol Res, 30S: 36-41, 2004
5) 「実践肝疾患の栄養療法」.(肝と栄養の会, 編), 南江堂, 2006

〈土谷　薫〉

第5章 ■肝硬変

Q37 入院が必要な腹水とはどのようなものですか？その治療法は？

A 内科的治療ではコントロール困難な難治性腹水が入院適応となります．治療法には腹水濾過濃縮再静注法（腹水再静注）や腹腔-静脈シャント術（PVシャント術）などがあります．

1 腹水の治療手順

ここでは，非代償性肝硬変に合併した腹水の治療法について述べます．まず，以下の内科的治療から開始します．

1. まず行うべき治療（腹水治療の基本）

❶**安静**

❷**塩分制限**：塩分2 g/日以下が理想ですが，薄味すぎて食事摂取量が減少してしまうことがあります．実際は5 g/日前後であることが多いです．

❸**水分制限**：特にNa 125 mEq/L以下の希釈性低Na血症のときは1,000 mL/日にします．

❹**食事療法**：BCAA製剤も併用し，血清アルブミン値を上昇させます．

2. 不十分な場合

これで効果不十分なときは，下記を行います．

❺**利尿薬の投与**：抗アルドステロン薬やループ利尿薬を投与します．

❻**アルブミン製剤の投与**：血清アルブミン値が2.5 g/dL以下の場合に使用します．しかし保険診療の範囲内では十分なアルブミン製剤の投与は困難です．

❼**腹水の穿刺排液（ドレナージ）**：多量腹水による腹部膨満感や呼吸困難感がみられる場合に行います．1回あたりの排液量は2,000 mL前後（1,000〜3,000 mL/回）です．しかし1,000 mL程度の排液でも翌日，血管内脱水に起因する腎障害や肝性脳症を生じる症例もあり注意が必要です．また，アルブミンの損失により栄養状態が悪化し，腹水の再貯留をきたすこともあります．

2 難治性腹水の治療方法

1. 難治性の定義

上記の**内科的治療では腹水貯留を軽減できない場合**や**早期に再貯留する場合**が難治性です．また，副作用（利尿薬投与による低Naまたは低K血症などの電解質異常，血管内脱水の悪化による腎機能障害，肝性脳症など）によって**有効な利尿薬を投与することが困難な場合**も難治性です．

2. 治療法

治療法としては，大量腹水穿刺排液法，腹水濾過濃縮再静注法（腹水再静注，cell-free and concentrated ascites reinfusion therapy：CART），腹腔-静脈シャント術（PVシャント術），経頸静脈的肝内門脈大循環シャント術（transjugular intrahepatic portacaval shunt：TIPS）などがあります．

3 腹水濾過濃縮再静注法（腹水再静注：CART）

1. どのような治療法か？

穿刺排液した腹水を濾過・濃縮し，再び静脈内に投与する治療法です（1971年にLevyらによって報告）．

2. 手順は？

通常の腹水ドレナージの手順で穿刺します．
❶ 排液した腹水を専用バッグに取り出します（3,000 mL/回くらい）．
❷ 次に，濾過器にて細菌やがん細胞などを除去した後，濃縮器にて**除水**を行い，アルブミンなどの有用な物質を**濃縮**します．
❸ 濾過・濃縮した腹水（通常10分の1以下の量になっていることが多い）を1時間に100〜150 mLくらいの速度でゆっくり点滴静注し体内に戻します（**図37-1**）．

3. 利点

0.2 μmより大きい細胞成分は濾過器のフィルターによって除去されます．腹水中の赤血球，がん細胞，細菌などは取り除くことができます．腹水ドレナージのみと異なり，アルブミン値も維持しながら腹水管理をでき，**アルブミン製剤の節減**という点においても有用です．

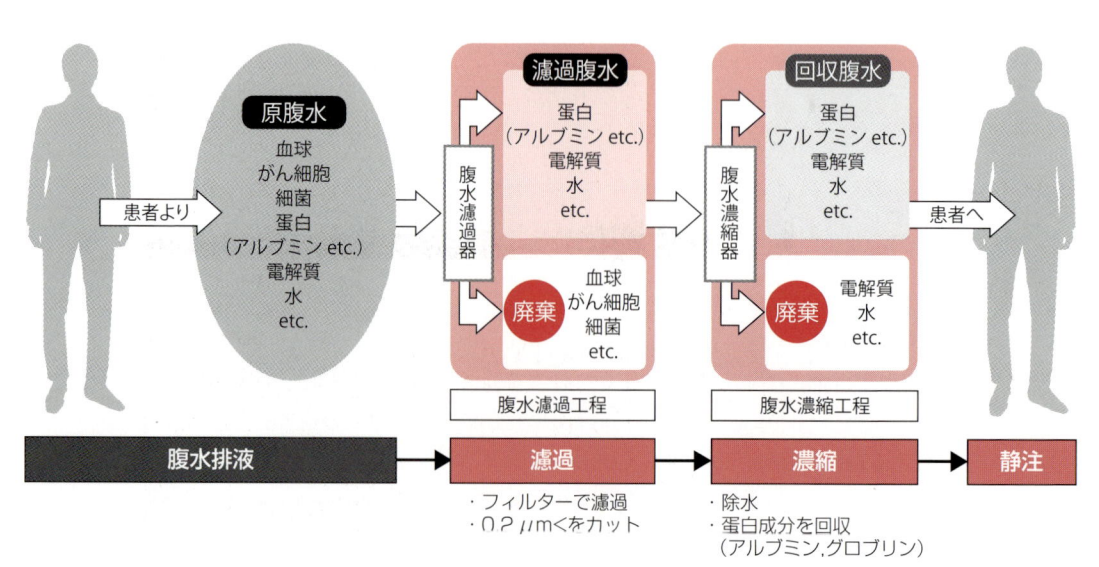

● 図37-1 腹水濾過濃縮再静注法（腹水再静注：CART）

4. 副作用・合併症

濃縮した腹水を戻す際，一過性の発熱を認めることがありますが，解熱剤などで対応可能です．その他の大きな副作用の報告はほとんどありません．

4 腹腔-静脈シャント術（PVシャント術）

1. どのような治療法か？

腹腔内と上大静脈との間をチューブで短絡（シャント）し，自動的に腹水を静脈内に戻す治療法です（図37-2）．逆流防止弁が付いたデンバーシャントがよく使用されています．胸腔内圧と腹腔内圧の差が3 cmH₂O以上（吸気時）になると自動的に腹水が静脈内に還流します．

2. PVシャント導入前に確認することは？

PVシャント導入前に，腹水の感染の有無をチェックする必要があります．腹水検査で，腹水中の好中球数，腹水培養やエンドトキシンを調べます．**腹水に感染〔細菌性腹膜炎（spontaneous bacterial peritonitis：SBP）〕している場合，PVシャントは禁忌**です．腹水中の細菌が直接大循環に流入し，敗血症になるからです．

また，PVシャント導入前に腹水再静注を数回行って，腹水を静脈内に戻しても問題ないことを確認した方がいいでしょう．

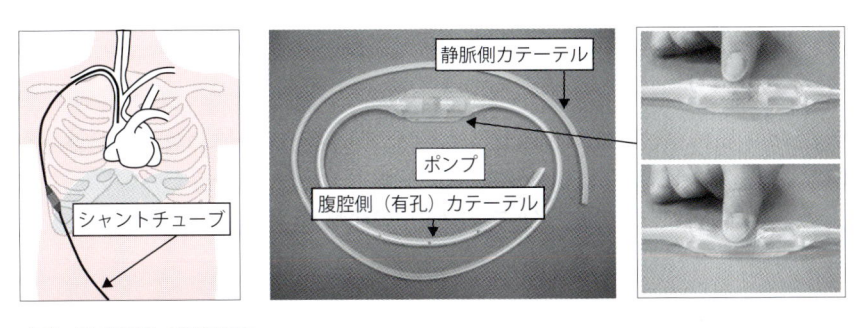

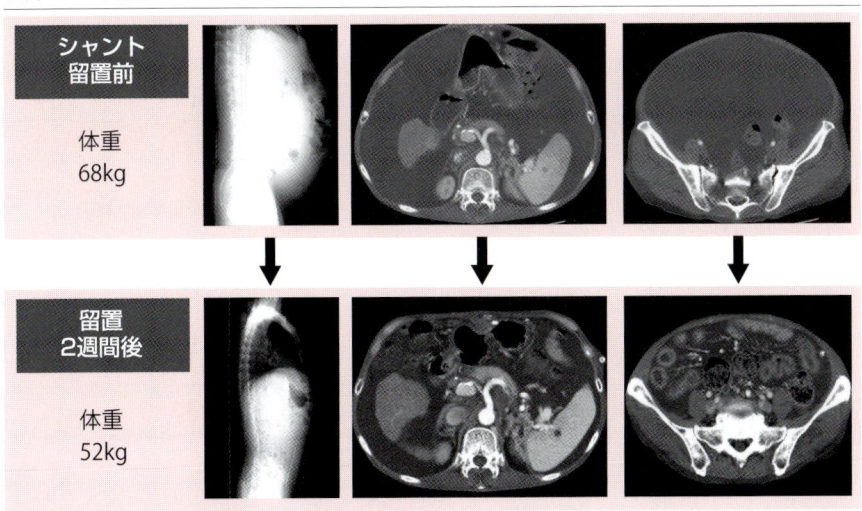

●図37-2 腹腔-静脈シャント術（PVシャント術）

3. 手順は？

① 鎖骨下静脈を穿刺し，ガイドワイヤーを挿入します．
② 下側腹部の肋骨上にポンプを入れるための皮下ポケットを作成します．
③ 腹腔内を穿刺し腹腔側チューブを挿入します．
④ 腹腔と静脈の間の皮下をトンネリングします．
⑤ 静脈側チューブを鎖骨下静脈内に挿入します．

4. 利点

PVシャントがうまく機能すると，腹部膨満が改善し，食事摂取量，ADLやQOLが改善します．通院回数も減り，自宅で過ごせる期間が長くなります．

5. 副作用・合併症

① DIC（disseminated intravascular coagulation，播種性血管内凝固）
エフオーワイ®などの投与で予防する．
② 血栓，フィブリン栓などによるシャントの閉塞
カテーテル内の血栓予防やバルブの開存性維持の目的で，毎日仰向けで起床時，就寝時の1日2回（1回あたり10回程度），ポンピングを必要とします．腹腔内のフィブリンや脂肪組織を吸引し閉塞を起こす原因となるため，過剰なポンピングはしないようにします．

MEMO ▶

特発性細菌性腹膜炎は，腹水を伴う肝硬変によく合併します（特にアルコール性肝硬変）．腸内細菌の腸管からの移行（bacterial translocation）が原因とされています．症状としては腹痛や発熱などがありますが，約半数が無症状であり，腹水検査にて初めて診断がつくものもあり注意が必要です．起因菌としては大腸菌などのグラム陰性桿菌が多く，治療としては第3セフェム系の抗生物質を用います．

患者コミュニケーション

腹水再静注やPVシャントもあくまでも対症療法の1つであり，原疾患（肝硬変）の根本的な治療法ではありません．薬物療法や腹水ドレナージばかりに治療の重点がおかれ，腹水治療の基本である水分，塩分制限ができていない患者ではコントロールが困難です

専門医へのコンサルト

利尿薬の過剰投与や頻回な腹水ドレナージによって，全身状態や腎機能，肝機能障害をきたす可能性があります．内科的治療に抵抗性である難治性腹水の症例は，腹水再静注やPVシャント術などといった治療の選択肢が可能であるかを専門医にコンサルトしましょう．

文献
1) Gines, P., Cardenas, A., Arroyo, V., et al. : Management of cirrhosis and ascites. N Engl J Med, 350 : 1646-1654, 2004
2) Graziotto, A., Rossaro, L., Inturri, P., et al. : Reinfusion of concentrated ascitic fluid versus total paracentesis. A randomized prospective trial. Dig Dis Sci, 42 : 1708-1714, 1997
3) Zervos, E. E., McCormick, J., Goode, S. E., et al. : Peritoneovenous shunts in patients with intractable ascites: palliation at what price ? Am Surg, 63 : 157-162, 1997

〈葛谷貞二〉

第5章 ■肝硬変

Q38 食道静脈瘤はどのような場合に治療が必要ですか？

A ①出血静脈瘤，②出血既往のある静脈瘤，③F2以上の静脈瘤またはF因子に関係なくRC2以上の静脈瘤が治療適応です．

　肝硬変に伴う門脈圧亢進症によって食道粘膜下に側副血行路が発達したものが，食道静脈瘤です．突然の大量消化管出血の原因となり，未治療の場合，出血死亡率は50％[1]といわれています．食道静脈瘤破裂を未然に防ぐためには，定期的内視鏡検査による食道静脈瘤の評価（表38-1）が重要です．食道静脈瘤の治療方針は，緊急治療，予防・待期的治療に分けて考えます．

1 食道静脈瘤破裂時の緊急治療

1. EVL（endoscopic variceal ligation，内視鏡的食道静脈瘤結紮術）

　食道静脈瘤に対するEVLは硬化剤を使用しないので，**肝予備能や腎機能が把握できない緊急例ではよい適応**と考えられています．また，X線透視も必要なく，手技や準備も比較的簡便です．さらに，結紮できれば，止血効果は十分であり，**深夜の緊急内視鏡時における一時止血法の第一選択**です．緊急出血時には出血点にのみEVLを施行し，CTなどで静脈瘤の血行動態を評価した後，待期的治療を追加します（図38-1）．

2. EIS（endoscopic injection sclerotherapy，内視鏡的食道静脈瘤硬化療法）

　再発例で食道壁が硬いなどの理由で，**EVL施行困難な際には，緊急EISが有用**です．内視鏡的に5％ ethanolamine oleate iopamidol（5％オレイン酸エタノールアミン・イオパミドール：5％EoI）を静脈瘤内に注入（intravariceal injection：IVI）するEO法を行ったり，施設によっては1％ polidocanol（1％ポリドカノール）（1％AS：aethoxysklerol®，エトキシスクレロール®）を静脈瘤近傍に局注（paravariceal injection：PVI）するAS法を追加したりします．5％EoIの注入量は，最大0.4 mL/kgまでとします．

3. Sengstaken-Blakemore（SB）チューブ

　通常，**出血性ショックにより緊急内視鏡が行えないか，内視鏡で有効な止血が得られないときに一次止血を行うために使用**し，12〜24時間後の内視鏡検査を検討します．
　食道粘膜壊死を防ぐため，6〜8時間ごとに10〜15分間食道用バルーンを脱気します．留置時間は最大48時間とし，他の治療（EIS，EVL，その他）へ移行します．
　バルーンを膨らませている間は，唾液や血液の誤嚥がないように適宜口腔内を吸引します．その他，食道壊死，食道胃破裂などの合併症に注意が必要です．

● 表38-1　食道静脈瘤内視鏡所見記載基準

	食道静脈瘤（EV）	細分
占拠部位 (location：L)	Ls：上部食道まで認める静脈瘤 Lm：中部食道に及ぶ静脈瘤 Li：下部食道に限局した静脈瘤	Lg-c ：噴門部に限局 Lg-cf：噴門部から穹窿部に連なる Lg-f ：穹窿部に限局 （注）Lg-b：胃体部，Lg-a：幽門部と表記する
形態 (form：F)	F0：治療後に静脈瘤が認められなくなったもの F1：直線的な比較的細い静脈瘤 F2：連珠状の中等度の静脈瘤 F3：結節状あるいは腫瘤状の太い静脈瘤	食道静脈瘤の記載法に準じる
基本色調 (color：C)	Cw：白色静脈瘤 Cb：青色静脈瘤 （注）i) 紫色・赤紫色に見える場合はviolet（v）を付記してCbvと記載してもよい 　　　ii) 血栓化された静脈瘤はCw-Th，Cb-Thと付記する	食道静脈瘤の記載法に準じる
発赤所見 (red color sign：RC)	RCとは，ミミズ腫れ様所見（red wale marking：RWM），チェリーレッドスポット様所見（cherry red spot：CRS），血マメ様所見（hematocystic spot：HCS）の3つを指す． RC0：発赤所見を全く認めないもの RC1：限局性に少数認めるもの RC2：RC1とRC3の間 RC3：全周性に多数認めるもの （注）i) telangiectasiaがあればTEを付記する 　　　ii) RCの内容RWM，CRS，HCSはRCの後に付記する 　　　iii) F0であってもRCが認められるものはRC1-3で表現する	RC0：発赤所見を全く認めない RC1：RWM，CRS，HCSのいずれかを認める （注）胃静脈瘤ではRCの程度を分類しない
出血所見 (bleeding sign)	出血中の所見 　湧出性出血（gushing bleeding） 　噴出性出血（spurting bleeding） 　滲出性出血（にじみ出る：oozing bleeding） 止血後の間もない時期の所見 　赤色栓（red plug） 　白色栓（white plug）	食道静脈瘤の記載法に準じる
粘膜所見 (mucosal finding)	びらん（erosion：E）：認めればEを付記 潰瘍（ulcer：Ul）：認めればUlを付記 瘢痕（scar：S）：認めればSを付記	食道静脈瘤の記載法に準じる

文献2から転載，一部改変

2　食道胃静脈瘤の予防・待期的治療

　食道・胃静脈瘤内視鏡治療ガイドライン[3]では，F2もしくはRC2以上で予防・待期的治療が推奨されます（表38-1）．

　食道胃静脈瘤出血一次予防のためのアジア太平洋肝臓学会議において，ハイリスク静脈瘤とは，径5 mm以上かつ何らかのRC signを有するものと定義され，治療介入が推奨されています[4]．予防・待期的治療は主にEISとEVLがあり，治療指針（図38-2）に従って適応が判断されています．なお，肝がん末期例で肝動脈−門脈シャント例や門脈腫瘍栓（Vp3以上）では予防・待期的治療の適応はありません．

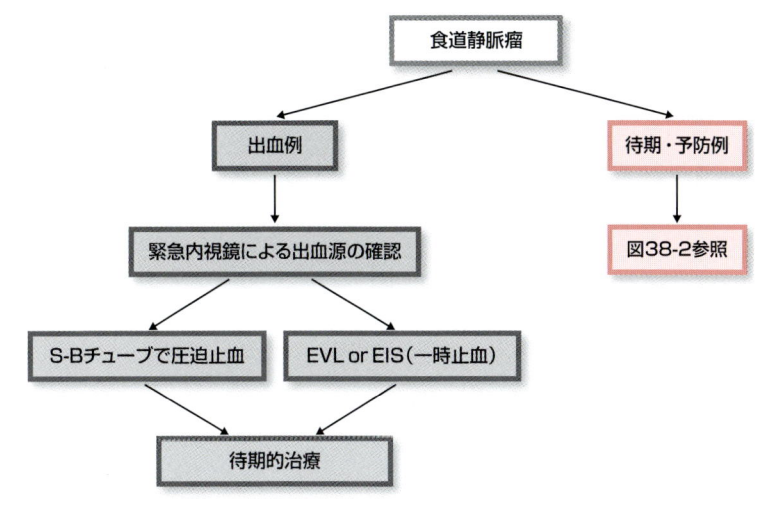

●図38-1　食道静脈瘤の治療
文献3を参照作成

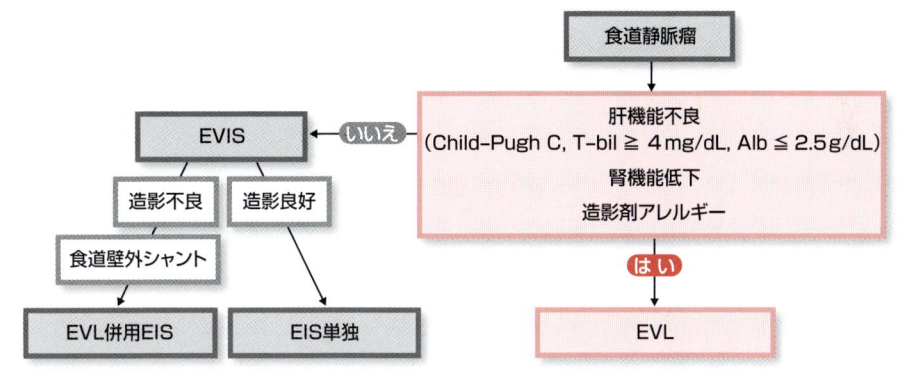

●図38-2　食道静脈瘤における予防・待期的治療の指針
EVIS（endscopic varicealography during injection sclerotherapy, 静脈瘤造影下硬化療法）
文献3を参照作成

1. EVL

EVL単独療法[5]は，供血路が残存するため，短期再発が多いのが問題です．このため，**肝予備能が悪い，腎障害がみられている，門脈―肺静脈吻合などによるEIS施行困難例を待期的EVLの適応**とし，EIS適応例ではEISを行います．

2. EIS

静脈瘤および供血路の消失を目標として，現在，**食道静脈瘤に対する内視鏡治療の第1選択としてEIS**が行われています（図38-3）．**高度の黄疸（T-Bil≧4 mg/dL），低アルブミン血症（2.5 g/dL以下），血小板2万以下，出血傾向（DIC），大量腹水貯留，高度脳症，腎不全，心不全などは，EIS禁忌**です．

入院期間の短縮，必要とするEoI量の減少を期待して，EISL（endoscopic injection sclerotherapy with ligation, 内視鏡的硬化・結紮同時併用療法）[6, 7]も行われます．肝がん合併例では，病期の進行とともに静脈瘤が急速に増大するので，早めに（Vp2以下で）治療して

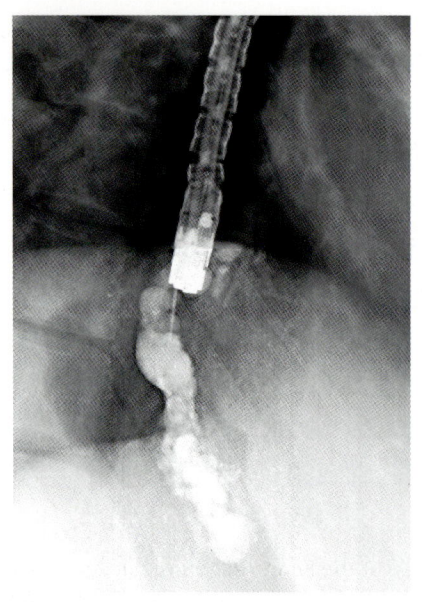

●図38-3　EIS
内視鏡下に食道静脈瘤を穿刺し，5％EoIを注入

おいた方がよいといわれています[8]．可能な限り，EO法をくり返し，食道静脈瘤と供血路（左胃静脈，後胃静脈，短胃静脈）を血栓化します．施設によっては，AS地固め法[9]やLaser地固め法[10]で残存細血管や血栓化静脈瘤を脱落させ，静脈瘤完全消失を図っています．

3 薬物療法

1. 緊急出血時

ピトレシン®2.5 A（2.5 mL，50 U）＋5％グルコース（Glu）500 mLを60 mL/時間でdiv（点滴静脈注射）すると0.1 U/minとなります．中心静脈より投与し，点滴開始10分前後から門脈圧が低下し始め，10数分で圧を約30％低下させ，点滴中は維持可能です．冠動脈攣縮，腎不全などの副作用に注意を要し，止血が得られれば中止を検討します．

2. 待期的治療（門脈圧低下療法）

❶βブロッカー[11]（塩酸プロプラノロール（インデラル®），ナドロール（ナデック®））

　安静時心拍数が投与前の25％減あるいは55/分以下を目標値として投与します．1回10 mgを1日3回程度より開始し，血圧，脈拍をモニターしつつ1回20 mgを1日3回程度まで増量可能です．合併症として，低血圧，徐脈，心不全，気管支喘息，頭痛，紅潮などの副作用に注意を要します．

❷カルベジロール（アーチスト®）

　近年カルベジロール（アーチスト®）6.25～12.5 mg/日とEVLを比較したRCTで，カルベジロール群が食道静脈瘤出血を有意に抑制していたとの報告[12]があります．非選択的βブロッカーとの優劣など，今後の検討が望まれます．

患者コミュニケーション

　肝硬変などに伴う門脈圧亢進症によって食道粘膜下に側副血行路が発達したものが，食道静脈瘤です．突然の大量消化管出血の原因となり，未治療の場合，出血死亡率は50％[1]といわれています．食道静脈瘤破裂を未然に防ぐためには，定期的内視鏡検査による食道静脈瘤の評価が重要で，内視鏡的治療や内服治療が必要となることがあります．

専門医へのコンサルト

　食道静脈瘤の多くは肝硬変などの慢性肝不全に伴う門脈圧亢進症が原因となっていますが，ときに膵臓がんに伴う脾静脈閉塞など他疾患が原因となっていることもあります．消化器内科専門医へのコンサルトを行い，背景疾患の評価および食道胃静脈瘤破裂の1次予防治療を行います．

文献
1) Novis, B. H., Duys, P., Barbezat, G. O., Clain, J., Bank, S. & Terblanche, J. : Fibreoptic endoscopy and the use of the Sengstaken tube in acute gastrointestinal haemorrhage in patients with portal hypertension and varices. Gut, 17：258-263, 1976
2) 「日本門脈圧亢進症取扱い規約　改訂第2版」．(日本門脈圧亢進症学会，編)，pp37-39, 金原出版, 2004
3) 食道・胃静脈瘤内視鏡治療ガイドライン．「消化器内視鏡ガイドライン　第3版」，(日本消化器内視鏡学会，監)，医学書院, 2006
4) Sarin, S. K., Kumar, A., Angus, P. W., et al. : Primary prophylaxis of gastroesophageal variceal bleeding: consensus recommendations of the Asian Pacific Association for the Study of the Liver. Hepatol Int, 2：429-439, 2008
5) Van Stiegmann, G., Cambre, T. & Sun, J. H. : A new endoscopic elastic band ligating device. Gastrointest Endosc, 32：230-233, 1986
6) 西川芳之, 細川鎮史, 田頭雅文, 他：食道静脈瘤に対する内視鏡的硬化療法(EIS)・結紮術同時併用療法の試み．Gastroenterological Endoscopy, 36：1635-1639, 1994
7) Nishikawa, Y., Hosokawa, Y., Doi, T., et al. : Evaluation of endoscopic injection sclerotherapy with and without simultaneous ligation for the treatment of esophageal varices. J Gastroenterol, 34：159-162, 1999
8) 村島直哉, 荒瀬康司, 池田健次, 他：肝細胞癌の門脈浸潤と食道静脈瘤悪化との関係及び硬化療法の効果．Gastroenterological Endoscopy, 38：2379-85, 1996
9) 小原勝敏, 大平弘正, 坂本弘明, 他：食道・胃静脈瘤硬化療法に対するEO・AS併用法の新しい工夫 AS地固め法．Gastroenterological Endoscopy, 31：2977-2982, 1989
10) 小原勝敏, 小島俊彦, 入沢篤志, 他：食道静脈瘤に対する地固め法の新しい工夫 Laser地固め法．Gastroenterological Endoscopy, 36：716-721, 1994
11) Garcia-Tsao, G. & Bosch, J. : Management of varices and variceal hemorrhage in cirrhosis. N Engl J Med, 362：823-832, 2010
12) Tripathi, D., Ferguson, J. W., Kochar, N., et al. : Randomized controlled trial of carvedilol versus variceal band ligation for the prevention of the first variceal bleed. Hepatology, 50：825-833, 2009

〈中西裕之〉

第5章 ■肝硬変

Q39 肝性脳症の診断はどのようにすればよいですか？

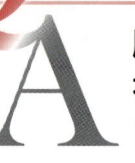

A 肝不全を背景として意識障害などの精神神経症状，定量的精神神経機能検査などを行い他疾患を鑑別しつつ総合的に診断します．

1 肝性脳症の定義

肝性脳症は重篤な肝障害が原因で生ずる意識障害を中心とした精神神経症状です．

2 病態

腸管内で生じるアンモニアなどの神経毒性物質が，肝不全のため解毒されなかったり，門脈大循環シャントのために直接大循環に流入し，血液脳関門を越え脳内に入ることで，肝性脳症を呈します．神経毒性物質としては，主に腸内細菌によって産生されるアンモニア，低級脂肪酸，メルカプタンなどがあります．

1. アンモニアの上昇

アンモニアは通常，肝臓で尿素サイクルにより処理されますが，肝不全患者では処理能が低下しています．また，筋肉ではグルタミン酸からグルタミンを生成する過程でアンモニアが消費されますが，肝硬変では栄養障害による筋肉の萎縮がみられ，筋肉でのアンモニア処理能力も低下しています．

2. アミノ酸バランスの異常

さらに，分岐鎖アミノ酸（バリン，ロイシン，イソロイシン）は筋肉でのアンモニア代謝に利用され低下し，芳香族アミノ酸は肝臓での処理能の低下により上昇します．それによって，Fischer比（BCAA/AAAモル比）あるいはBTR（BCAA/Tyrモル比）の低下がみられます．これらのアミノ酸バランスの異常は肝不全の重症度の進行とともに顕著になります．増加した芳香族アミノ酸は脳内モノアミン（神経伝達物質）の代謝異常を引き起こしたり，偽性神経伝達物質であるフェニルエタノールアミンやオクトパミンを合成し，正常のシナプス伝達を阻害します．

3. アストロサイトの機能障害

さらに近年，肝性脳症患者では脳内のアストロサイトの浮腫による機能障害[1]がみられることが明らかとなり，その原因は脳内で大量にアンモニアを処理した結果，代謝産物がアストロサイトに蓄積して浸透圧が上がるためと考えられています．その他，アンモニアが引き起こす酸化ストレス[1-3]がアストロサイトの機能障害を助長することが明らかとなっています．

以上のさまざまな機序により，肝性脳症を呈するものと考えられています．

> **MEMO** ▶ Fischer比

Fischer比（分岐鎖アミノ酸/芳香族アミノ酸）は基準値2.43〜4.40の栄養代謝指標です．肝不全に伴い，分岐鎖アミノ酸の代謝亢進と芳香族アミノ酸の代謝遅延が重なり，Fischer比は低下します．

> **MEMO** ▶ BTR

分岐鎖アミノ酸（branched chain amino acid：BCAA；イソロイシン・ロイシン・バリン）のチロシンに対するモル比を総分岐鎖アミノ酸／チロシンモル比（BCAA to tyrosine ratio：BTR）といいます．臨床的意義はFischer比と同等で，保険点数が300点と安いため実際にはBTRが測定されることが多いです．健常人の基準値は4.41〜10.05です．BTR 3.5以下では栄養療法が必要です．

3 肝性脳症の分類

肝性脳症には精神神経症状が明らかである顕性脳症と，精神神経症状が明らかではなく，臨床的には肝性脳症とは認められないが，肝硬変に鋭敏で定量的な精神神経機能検査を行うことで精神神経機能の異常が指摘される潜在性肝性脳症とがあります．

顕性脳症は，臨床経過や脳症の発症様式などにより急性型，慢性型，および特殊型に分類されます．急性型は劇症肝炎に，慢性型は側副血行路の発達した肝硬変に代表されます．特殊型の頻度は少ないですが，先天性尿素サイクル酵素異常症であるシトルリン血症などがあります．また，わが国では肝硬変による肝性脳症を門脈大循環短絡の要因が強いシャント型と肝細胞障害の要因が強い肝細胞障害型（末期型）に分けています（表39-1）．

さらに，2002年に欧米から新しい肝性脳症の分類が提唱されています．この分類では，A型（Acute）は急性肝不全（劇症肝炎など）でみられる脳症，B型（Bypass）は門脈-大循環短絡による脳症で肝硬変などの肝疾患を伴わない脳症，C型（Cirrhosis）は肝硬変と門脈圧亢進症／門脈-大循環短絡でみられる脳症として，3型に分類されます．さらにC型は，間歇的に脳症が出現するエピソード型，脳症が持続する持続型，および顕性の症状は呈さないミニマル型（従来の潜在性脳症）に分類されます．

4 肝性脳症の診断

診断にあたっては，重症肝疾患の既往，羽ばたき振戦や失見当識などの精神神経症状，肝性口臭とよばれる独特のアンモニア臭や高アンモニア血症，脳波異常などが参考になります．脳症の重症度については，本邦では**犬山シンポジウムの昏睡度分類**（表39-2）が一般に用いられています．

● 表39-1 肝硬変による肝性脳症の臨床病型

1．シャント型
門脈-大循環短絡（portal-systemic shunt）によってアンモニアなどの中毒性物質が門脈から直接大循環に流入することによる．多くの肝硬変（肝癌合併例も含む），特発性門脈圧亢進症などが該当し，明らかな誘因を認める例が多い．

2．肝細胞障害型
末期昏睡型とも呼ばれる．門脈-大循環短絡を伴うが肝細胞障害因子が強い例．肝硬変のうち高度の黄疸や肝機能異常を伴う例が該当する．誘因不明例が多い．

文献4から転載，一部改変

5 潜在性肝性脳症（minimal hepatic encephalopathy）

　潜在性肝性脳症は，顕性肝性脳症の既往のない肝硬変患者の30〜84％に合併するとされています．近年，minimal hepatic encephalopathyと呼ばれ，実生活，特に車の運転の安全性において注目され[7-10]，また，肝不全患者の肝移植のタイミングを決定するうえでもその意義は大きく，治療を必要とします．

　実際に，高アンモニア血症を呈するものの，顕性肝性脳症のない肝硬変患者のうち，潜在性肝性脳症と診断された36人にラクツロース45 mL/日を8週間投与したrandomized control study（RCT）では，投与群で50％の患者の潜在性肝性脳症が消失したとの報告[11]があります．また，リファキシミン投与でminimal hepatic encephalopathy患者における自動車運転シミュレーターの成績が向上したとの報告[10]もあります．

　潜在性肝性脳症の診断方法にはvienna test systemがありますが，検査に1.5〜2時間かかるのが難点でした．そのためnumber connection test[12]が簡便で汎用されています．またflicker testがminimal hepatic encephalopathyの診断に有用であると報告[13]されました．その他，reitan trailmaking test A，積木検査（block design test），符号検査（digit symbol modality test）などがあります．加藤らはこれらの検査を組み合わせ，タッチパネルを用い，15〜20分程度で施行可能な肝性脳症のコンピューター診断ソフトとしてneurophysiological tests（NP test）を開発しました[14]．タッチパネルを用意し，日本肝臓学会からCD-ROMを入手することで検査を行うことができます．欧米からも同様の診断法としてinhibitory control testが考案されています[15-17]．

●表39-2　肝性脳症の昏睡度分類

昏睡度	精神症状	参考事項
I	・睡眠-覚醒リズムの逆転 ・多幸気分，ときに抑うつ状態 ・だらしなく，気にとめない状態	・retrospectiveにしか判定できない場合が多い
II	・指南力（時，場所）障害． ・物を取り違える（confusion）． ・異常行動（例：お金をまく，化粧品をゴミ箱に捨てるなど） ・ときに傾眠状態（普通の呼びかけで開眼し会話ができる） ・無礼な言動があったりするが，医師の指示に従う態度をみせる	・興奮状態がない ・尿便失禁がない ・羽ばたき振戦あり
III	・しばしば興奮状態またはせん妄状態を伴い，反抗的態度を見せる． ・傾眠傾向（ほとんど眠っている） ・外的刺激で開眼しうるが，医師の指示に従わない，または従えない（簡単な命令には応じる）	・羽ばたき振戦あり （患者の協力が得られる場合） ・指南力は高度に障害
IV	・昏睡（完全な意識の消失） ・痛み刺激に反応する	・刺激に対して払いのける動作． ・顔をしかめるなどがみられる
V	・深昏睡 ・痛み刺激にも全く反応しない	

文献6から転載，一部改変

顕性肝性脳症患者では脳血流量（cerebral blood flow：CBF）および脳酸素消費量（cerebral metabolic rate of oxygen：CMRO2）ともに低下することがPETを用いた研究で明らかとなりました[18]．近年，近赤外線トポグラフィー（near infrared spectroscopy：NIRS）を用いて簡便にタスク負荷時の脳内酸素濃度変化による脳機能測定を行い，肝性脳症の診断を行う試みがなされています．

現在，minimal hepatic encephalopathyに対する確立された診断方法はなく，簡便かつ信頼性の高い国際的に共通する診断方法の開発が望まれます．

6 肝性脳症の治療

1. 増悪因子の除去

慢性肝不全による肝性脳症には，増悪因子が関与していることが多いです．その除去のみでも，かなりの改善が期待できます．例えば，食道静脈瘤出血，胃潰瘍，門脈圧亢進性胃症などの**消化管出血**があればその治療を行います．**便秘**も腸管からの中毒性物質の吸収により脳症を誘発するのでラクツロースなどで1日2回程度の軟便となるようにコントロールします．

腹水などによる**利尿薬の過量投与**も，BUN上昇や，アルカローシスによる腎でのアンモニア生成と脳内へのアンモニア移行の促進を介して肝性脳症を悪化させるので注意が必要です．

向精神薬も肝性脳症の誘因となります．特に，バルビツレートやベンゾジアゼピンは，GABA/BZ受容体/Cl^-チャネル複合体を介し，GABA作動性抑制性神経伝達を活性化して，脳症を誘発する可能性があります．

その他，**低血糖**，**低酸素血症**，**貧血**，**低血圧**なども増悪因子となるので注意が必要です．

2. 蛋白制限食

欧州経腸栄養学会[19-21]では，**肝性脳症が高度な場合（Ⅲ～Ⅳ度）には蛋白0.5～1.2 g/kg/日**とし，**脳症の軽快（Ⅰ～Ⅱ度）とともに摂取量を1.0～1.5 g/kg/日に増量**とし，さらに経口摂取不良による**低栄養状態には1.5 g/kg/日の蛋白**を摂取することを推奨しています．

わが国では，脳症の既往のある症例や普通食で血漿アンモニア値の上昇する蛋白不耐症の症例は**肝不全用経腸栄養剤を併用し，蛋白1.0～1.2 g/kg/日の低蛋白食**とします．

3. 特殊アミノ酸輸液製剤

分岐鎖アミノ酸輸液製剤の点滴静注により，筋肉内でのグルタミン生成が促進されてアンモニアが消費されることや，芳香族アミノ酸の脳組織への移行を抑制することで肝性脳症に対する効果を発揮します．特に**慢性型肝性脳症で高い覚醒効果**を有し，肝硬変での肝性脳症に対する有効率は76％で，迅速な意識覚醒効果が期待できます．

しかし，肝細胞機能障害が進行するにつれ，覚醒効果は低下します．劇症肝炎などの急性肝不全では効果が期待できず，むしろ亜急性型劇症肝炎の生存率を低下させたとの報告もあり，**急性肝不全例での使用は避けます．**

4. 難吸収性合成二糖類

ラクツロース30～60 mL（極量120 mL）分3経口投与，ラクチトール18～36 g 分3経口投与もしくはこれらを倍量に薄めて注腸する，などがあります．排便回数を1日2～3回の軟便にコントロールするように量を調節します．腸内を酸性化することにより，アンモ

ニアの吸収を抑えたり，大腸菌などのアンモニア産生菌の発育を抑制したりすると考えられています．また，緩下作用により，糞便の腸管内停滞時間を短縮してアンモニア産生を抑制します．

5. 難吸収性抗生物質

ネオマイシン（フラジオマイシン 1.5～3 g 分3）やカナマイシン（2～4 g 分3）を経口投与すると腸内細菌が減少し，腸内のアンモニアや低級脂肪酸の濃度が減少します．ただし，1～3％は吸収されるので，長期投与により腎障害や聴力障害が出現する可能性があり，注意が必要です．ポリミキシンB（300～600万単位 分3）にはアンモニアの低下と，抗エンドトキシン作用があります．これらで効果不良な際には，ウレアーゼ活性の高い嫌気性グラム陰性桿菌を視野に入れ，塩酸バンコマイシン2 g経口投与が行われており，ラクツロース無効例にも有効とされています．また，欧米ではrifaximin 1.2 g/日，5～10日間投与，の有効性を示す報告[7, 19]があります．

患者コミュニケーション

肝性脳症は肝不全に伴う高アンモニア血症などを背景として起きます．判断力の低下にはじまり昏睡状態に至るまでのさまざまな程度の精神神経症状を引き起こし，自動車事故などと関連があり，注意が必要です．日常生活上の注意点としては，肝性脳症の誘因を除去することが大切で，脱水や便秘を避け，醤油などのアンモニアを多く含む食事や，蛋白質の摂取を制限し，不足分の蛋白は肝不全用経腸栄養剤でアミノ酸として補うようにします．また，二糖類などの内服で，腸内pHを低下させてアンモニア産生菌の増殖を抑えたり，排便を促進させアンモニアの腸管内吸収を減らします．またアンモニア産生菌を減らすため，抗生物質の投与も行われます．

専門医へのコンサルト

肝性脳症の多くは栄養療法，内服治療により改善が期待できます．さらに肝がんや消化管出血などの重篤な疾患が背景に関与している可能性もあり，消化器内科専門医の診察を受ける必要があります．

文献
1) Haussinger, D. : Low grade cerebral edema and the pathogenesis of hepatic encephalopathy in cirrhosis. Hepatology, 43 : 1187-1190, 2006
2) Gorg, B., Qvartskhava, N., Keitel, V., et al. : Ammonia induces RNA oxidation in cultured astrocytes and brain in vivo. Hepatology, 48 : 567-579, 2008
3) Gorg, B., Qvartskhava, N., Bidmon, H. J., et al. : Oxidative stress markers in the brain of patients with cirrhosis and hepatic encephalopathy. Hepatology, 52 : 256-265, 2010
4) 鈴木一幸：肝性脳症治療のup-date. 日本消化器病学会誌, 107 : 14-21, 2010
5) Ferenci, R., et al. : Hepatic encephalopathy–Definition, nomenclature, diagnosis, and quantification: Final report of the Working Party at the 11th World Congresses of Gastroenterology, Vienna, 1998. Hepatology, 35 : 716-721, 2002
6) 「A型肝炎・劇症肝炎 第12回犬山シンポジウム」．（犬山シンポジウム記録刊行会，編），中外医学社，1982
7) Bajaj, J. S., Hafeezullah, M., Hoffmann, R. G., et al. : Navigation skill impairment: Another dimension of the driving difficulties in minimal hepatic encephalopathy. Hepatology, 47 : 596-604, 2008

8) Kircheis, G., Knoche, A., Hilger, N., et al. : Hepatic encephalopathy and fitness to drive. Gastroenterology, 137 : 1706-1715, 2009
9) Bajaj, J. S., Saeian, K., Schubert, C. M., et al. : Minimal hepatic encephalopathy is associated with motor vehicle crashes: the reality beyond the driving test. Hepatology, 50 : 1175-1183, 2009
10) Bajaj, J. S., Heuman, D. M., Wade, J. B., et al. : Rifaximin Improves Driving Simulator Performance in a Randomized Trial of Patients with Minimal Hepatic Encephalopathy. Gastroenterology, 2010
11) Watanabe, A., Sakai, T., Sato, S., et al. : Clinical efficacy of lactulose in cirrhotic patients with and without subclinical hepatic encephalopathy. Hepatology, 26 : 1410-1414, 1997
12) Amodio, P., Del Piccolo, F., Marchetti, P., et al. : Clinical features and survivial of cirrhotic patients with subclinical cognitive alterations detected by the number connection test and computerized psychometric tests. Hepatology, 29 : 1662-1667, 1999
13) Romero-Gomez, M., Cordoba, J., Jover, R., et al. : Value of the critical flicker frequency in patients with minimal hepatic encephalopathy. Hepatology, 45 : 879-885, 2007
14) Kato, A., Watanabe, Y., Sawara, K. & Suzuki, K. : Diagnosis of sub-clinical hepatic encephalopathy by Neuropsychological Tests (NP-tests). Hepatol Res, 38 : S122-S127, 2008
15) Bajaj, J. S., Saeian, K., Verber, M. D., et al. : Inhibitory control test is a simple method to diagnose minimal hepatic encephalopathy and predict development of overt hepatic encephalopathy. Am J Gastroenterol, 102 : 754-760, 2007
16) Bajaj, J. S., Hafeezullah, M., Franco, J., et al. : Inhibitory control test for the diagnosis of minimal hepatic encephalopathy. Gastroenterology, 135 : 1591-1600, 2008
17) Amodio, P., Ridola, L., Schiff, S., et al. : Improving the inhibitory control task to detect minimal hepatic encephalopathy. Gastroenterology, 139 : 510-518, 2010
18) Iversen, P., Sorensen, M., Bak, L. K., et al. : Low cerebral oxygen consumption and blood flow in patients with cirrhosis and an acute episode of hepatic encephalopathy. Gastroenterology, 136 : 863-871, 2009
19) Plauth, M., Merli, M., Kondrup, J., Weimann, A., Ferenci, P. & Muller, M. J. : ESPEN guidelines for nutrition in liver disease and transplantation. Clin Nutr, 16 : 43-55, 1997
20) Plauth, M., Cabre, E., Riggio, O., et al. : ESPEN Guidelines on Enteral Nutrition: Liver disease. Clin Nutr, 25 : 285-294, 2006
21) Andus, T. : ESPEN guidelines on enteral nutrition: liver disease – tube feeding (TF) in patients with esophageal varices is not proven to be safe. Clin Nutr, 26 : 272, 2007
22) Bass, N. M., Mullen, K. D., Sanyal, A., et al. : Rifaximin treatment in hepatic encephalopathy. N Engl J Med, 362 : 1071-1081, 2010

〈中西裕之〉

第5章 ■肝硬変

Q40 どのような場合に肝移植が適応となりますか？

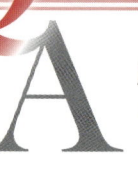

A 劇症肝炎，肝硬変，肝細胞がんなどの末期肝疾患が適応となります．

　自らの肝臓を残したままでは肝疾患に対する治療がきわめて困難で，生命の危険がある**末期肝疾患が肝移植の適応**となります．

　脳死移植では臓器不足が深刻であり，臓器分配の公平さや良好な治療成績が要求されますが，わが国では過去の脳死移植の状況から，1989年の第1例以降，2007年末までに約5,000例の生体肝移植が行われてきました．生体肝移植は，特定のレシピエント（移植を受ける患者）に臓器を提供することを目的に，特定のドナー（臓器提供者）から肝臓の一部を取り出す，というもので，ドナーは健康であり，本来肝臓を切除する必要はないため，その適応は慎重に決められる必要があります．

　本邦での生体部分肝移植の保険適応疾患は，「先天性胆道閉鎖症，進行性肝内胆汁うっ滞症（原発性胆汁性肝硬変と原発性硬化性胆管炎を含む），アラジール症候群，バッドキアリー症候群，先天性代謝性肝疾患（家族性アミロイドポリニューロパチーを含む），多発嚢胞肝，カロリ病，肝硬変（非代償期）及び劇症肝炎（ウイルス性，自己免疫性，薬剤性，成因不明を含む）である．なお，肝硬変に肝細胞癌を合併している場合には，遠隔転移と血管侵襲を認めないもので，肝内に径5cm以下1個，又は径3cm以下3個以内が存在する場合に限る」[1]となっています．

　以下に疾患別の適応などについて述べます．

1 劇症肝炎

　劇症肝炎は「肝炎の初発症状から8週以内にⅡ度以上の肝性脳症をきたし，プロトロンビン時間が40％以下を示すもの」と定義されており[2]，内科的治療で回復する可能性がある一方で，回復が不可能な場合は肝移植が唯一の治療法となります（肝性脳症についてはQ39参照）．表40-1に劇症肝炎の肝移植適応基準を示します．**肝移植の禁忌は，脳ヘルニア，敗血症，循環不全，呼吸不全**であり，このような状態に陥る前に移植が行われなければなりません．

2 B型肝硬変，C型肝硬変

　肝硬変に対する肝移植の適応は，非可逆的肝不全状態あるいは肝硬変の非代償期ですが，一般的に適応を決定する基準として**Child-Pugh分類**[3]（表40-2）が用いられます．これは，肝硬変の病期あるいは重症度分類として用いられているもので，BないしCが適応です．

　欧米では脳死肝移植の適応の指標として**Model for End-Stage Liver Disease（MELD）スコア**[5]（表40-3）も用いられています．本来，非代償期肝硬変の保存的治療時の死亡率を予

● 表40-1　劇症肝炎の肝移植適応基準（第22回日本急性肝不全研究会，1996）

I. 脳症発現時に次の5項目のうち2項目を満たす場合は死亡と予測して肝移植の登録を行う

1. 年齢：45歳以上
2. 初発症状から脳症発現までの日数：11日以上（亜急性型）
3. プロトロンビン時間：10％以下
4. 血清総ビリルビン濃度：18 mg/dL 以上
5. 直接/総ビリルビン比：0.67以下

II. 治療開始（脳症発現）から5日後における予後の再予測

1. 脳症がI度以内に覚醒，あるいは昏睡度でII度以上の改善
2. プロトロンビン時間が50％以上に改善
   以上のうち，認められる項目数が2項目の場合，生存と予測し肝移植登録を取り消す
   0または1項目の場合，死亡と予測して肝移植登録を継続する

● 表40-2　Child-Pugh分類

項目	ポイント		
	1点	2点	3点
脳症	ない	軽度	ときどき昏睡
腹水	ない	少量	中等量
血清ビリルビン値（mg/dL）	2.0未満	2.0〜3.0	3.0超
血清アルブミン値（g/dL）	3.5超	2.8〜3.5	2.8未満
プロトロンビン活性値（％）	70超	40〜70	40未満

各項目のポイントを加算しその合計点で分類する

Child-Pugh分類		
	A	5〜6点
	B	7〜9点
	C	10〜15点

文献4から転載

● 表40-3　MELDスコア

MELDスコア＝ $3.78 \times \log_e$ (T-Bil mg/dL)
　　　　　＋ $11.2 \times \log_e$ (PT-INR)
　　　　　＋ $9.57 \times \log_e$ (Cre mg/dL)
　　　　　＋6.43（アルコール性肝疾患または胆汁うっ滞性肝疾患では×0，他のすべての肝疾患では×1）

測するものですが，15点以上で肝移植を考慮し，20点以上では早急に肝移植が必要で，25点以上になると移植後の生存率が低下するため，20〜25点が移植の適応とされています．

　C型肝硬変に対する移植後には，90％以上の頻度でC型肝炎の再発がみられるといわれており，ペグインターフェロンとリバビリンの併用療法が行われます．

　B型肝硬変に対する肝移植後のB型肝炎の再燃は，核酸アナログ製剤と抗HBVグロブリン（HBIG）の併用療法により，抑制できるようになっています．

3　アルコール性肝硬変

　アルコール性肝硬変でも移植の適応は同じですが，移植後に確実に**断酒ができることが絶対条件**です．

● 表40-4　ミラノ基準（Milan criteria）

・術前画像で遠隔転移がない
・脈管侵襲がない
・単発ならば直径5 cm以内，多発ならば最大径3 cm以下，3個以内

4　肝細胞がん

　肝細胞がんに対する移植は，**ミラノ基準**[6]（**表40-4**）を満たすものが適応です．他にも基準が報告されています[4]が，基本的には脳死移植に対する基準です．

　本邦では，非代償性肝硬変に合併したミラノ基準内の肝細胞がんが保険適応ですが，生体肝移植がほとんどであることから，異なった基準も検討されています．しかし，まずは移植以外の諸治療を行った後に移植を考えるのが一般的です．

患者コミュニケーション

　本邦では，脳死移植は年間10例程度と非常に少なく，肝移植は，生体肝移植となる可能性が非常に高くなります．生体肝移植の場合，健康な血縁者の自発的な意志が前提です．患者自身に移植の話をするのは慎重にしなければなりません．

> **MEMO ▶ 肝移植後の成績**[7]
>
> 　2007年末までに本邦で行われた生体肝移植（全移植4,773例中4,725例）の成績は，1，3，5，10年生存率（%）が82.5，78.4，76.2，72.1で，18歳以上では，79.9，74.2，71.2，65.7となっています．疾患別の5年生存率（%）はC型肝炎68.1，肝細胞がん67.8，劇症肝炎68.6となっています．

専門医へのコンサルト

　劇症肝炎の場合は，治療の段階からコンサルトが必要です．B型肝硬変，C型肝硬変，肝細胞がんについては，すぐに肝移植が必要となることはありませんが，治療に関して専門医へのコンサルトは必要です．

文献
1) 厚生労働省：「診療報酬の算定方法の制定等に伴う実施上の留意事項について」の一部改正について．（保医発第0620010号　平成19年6月20日），厚生労働省ホームページ
http://www.mhlw.go.jp/topics/2006/03/dl/tp0314-1b35.pdf
2) 劇症肝炎の診断基準．「A型肝炎・劇症肝炎第12回犬山シンポジウム」，（犬山シンポジウム記録刊行会，編），pp110-230, 中外医学社, 1982
3) Pugh, R. N. H., et al. : Transection of the oesophagus for bleeding oesophageal varices. Br J Surg, 60 : 646-649, 1973
4) 「臨床・病理　原発性肝癌取り扱い規約（第5版補訂版）」．（日本肝臓研究会，編），金原出版，2009
5) Kamath, P. S., Wiesner, R. H., et al. : A model to predict survival in patients with endstage liver disease. Hepatology, 33 : 464-470, 2001
6) Mazzaferro, V., et al. : Liver transplantation for the treatment of small hepatocellular carcinoma in patients with cirrhosis. N Eng J Med, 334 : 693-699, 1996
7) 日本肝移植研究会：肝移植症例登録報告．移植, 43 : 458-469, 2008

〈高松　督〉

第6章 ■肝細胞がん

Q41 肝に腫瘍性病変が発見された場合，どのように精査すればいいですか？

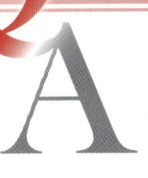

A ダイナミックCTやダイナミックMRIなど他の検査を併用し，鑑別診断を行います．

Q30で述べたように，わが国の肝細胞がんの約95％がウイルス性肝炎，肝硬変を母地として発生しています．そのため，背景にHBV感染やHCV感染を伴い，肝細胞がんのスクリーニングで腫瘍性病変が発見された場合はより慎重に他の検査を用いて診断することが必須ですが，ウイルス感染がなく人間ドックで腫瘍性病変が発見された場合でも，悪性腫瘍を除外するため他の検査を行うことが必要です．

ここでは前者の場合において述べたいと思います（図41-1）．

前述のように肝細胞がんの画像診断のスクリーニング第一選択として，手軽さと侵襲性の低さから**超音波検査が推奨**されます．超音波検査の信頼性が不十分な場合はダイナミックCTまたはダイナミックMRIを行います．腫瘍性病変が発見された場合は他の検査や腫瘍マーカーも含め，総合的に治療適応か否か慎重に判断しなければなりません．

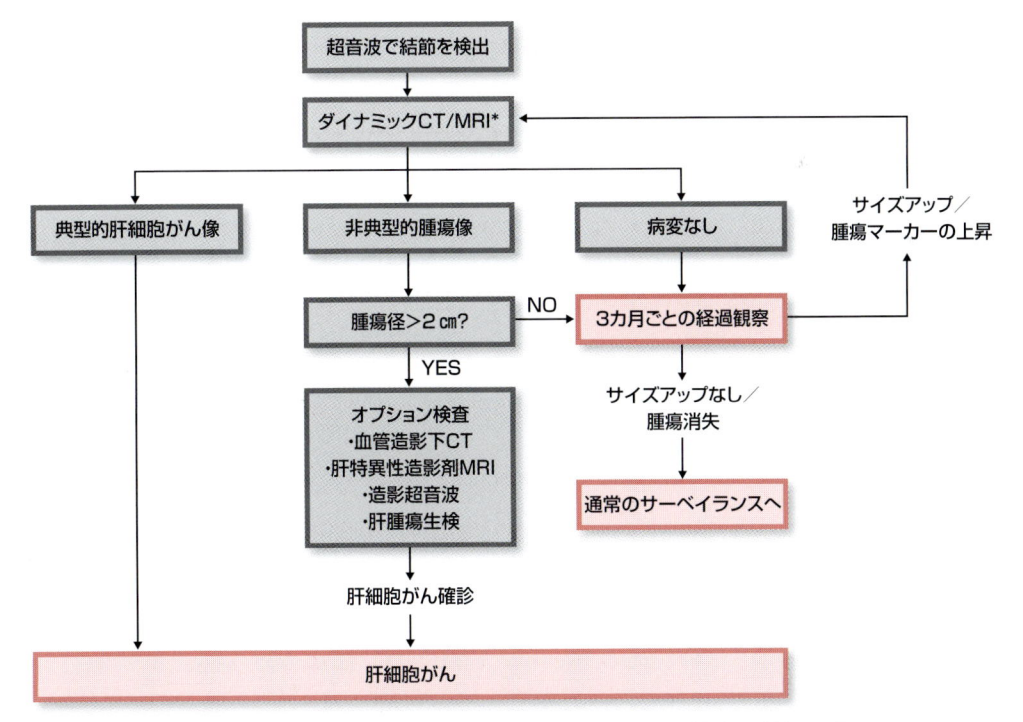

●図41-1　肝細胞がんサーベイランスアルゴリズム・診断アルゴリズム
文献1から転載，一部改変

＊超音波の抽出不良などを理由に超音波で結節の抽出ができなくてもCT／MRIを撮影する場合もある．腎機能低下例，造影剤アレルギー例などでは造影超音波検査も考慮される．

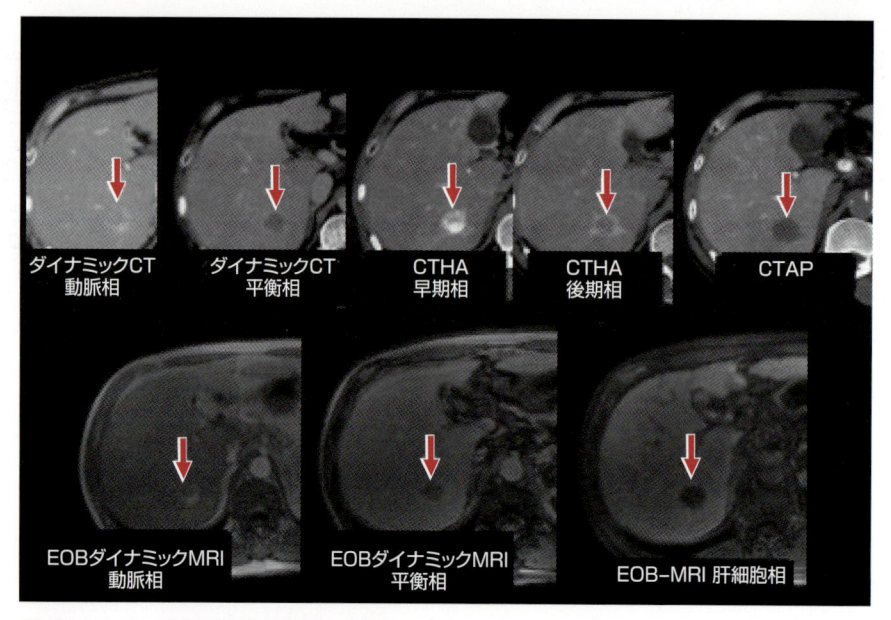

● 図41-2　典型的肝細胞がん症例

1　超音波検査で腫瘍性病変が発見された場合

　超音波検査で新たな腫瘍性病変が指摘された場合，続いて**ダイナミックCT**や**ダイナミックMRI**を行い，鑑別診断をします．

2　ダイナミックCT，ダイナミックMRIで腫瘍性病変が発見された場合

　超音波検査で腫瘍性病変が指摘されたり，超音波検査が不十分な場合，ダイナミックCTやダイナミックMRIを行います．
　典型的な肝細胞がんは，動脈相で高吸収域となり，門脈相，平衡相では周囲肝実質より低吸収域となり，いわゆる**「染まり抜け」**の所見を呈します（図41-2）．このような場合は肝細胞がんの可能性が高く，専門施設での治療を検討する必要があります．
　それ以外は非典型的な肝腫瘍ですが，肝内胆管がん，転移性肝がんなど他の悪性腫瘍の鑑別診断を行うため，他のオプション検査を行います．

3　ダイナミックCT，ダイナミックMRIで非典型的腫瘍性病変が発見された場合

　動脈相，門脈相，平衡相で周囲より等〜低吸収を呈する腫瘍性病変を認めた場合，**腫瘍径2cmを一区切り**として，次なるオプション検査を行うか経過観察を行うことが提案されています．

4　腫瘍径

　腫瘍径が2cm以下の場合は，ダイナミックCT，ダイナミックMRIで典型的肝細胞がんの所見を呈さず，他の悪性腫瘍が否定的であれば**経過観察**を行います．超音波検査で描出不良で

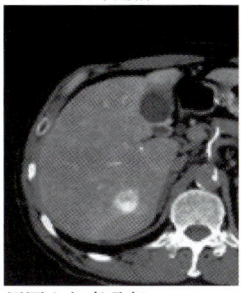

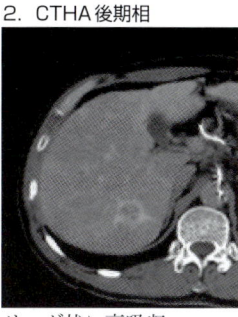

1. CTHA 早期相	2. CTHA 後期相	3. CTAP	肝細胞相
周囲より高吸収	リング状に高吸収	周囲より低吸収	周囲より低信号

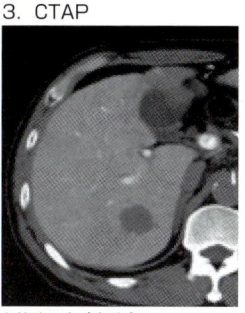

● 図41-3　血管造影下CT

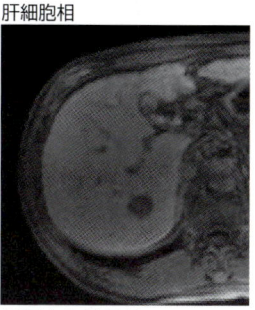

● 図41-4　Gd-EOB-DTPA造影MRI（肝特異性造影剤MRI）

あれば，ダイナミックCTやダイナミックMRIなど病変が描出可能な検査で経過観察をします．**検査間隔は3カ月**を目安とし，腫瘍径が増大傾向の場合や腫瘍マーカーの上昇を伴う場合は慎重に治療適応を検討します．

腫瘍径が2cmより大きく，非典型的な所見を呈する場合は，他のオプション検査で鑑別診断を行います．

5 オプション検査

血管造影下CT（図41-3），肝特異性造影剤MRI（図41-4），造影超音波（図41-5），肝腫瘍生検はオプション検査として行います．

MEMO ▶ 血管造影下CT

侵襲度の高い検査ですが，肝動脈造影下CT（CT hepatic arteriography：CTHA）と経上腸間膜動脈的門脈造影下CT（CT arterial portography：CTAP）によって腫瘍数，大きさ，血流評価，脈管浸潤の有無の診断に有効です．

MEMO ▶ 肝特異性造影剤MRI

2008年1月より臨床使用可能となった肝特異性MRI造影剤であるGd-EOB-DTPAは，ダイナミック相での血流評価と投与20分後に肝細胞に取り込まれた後の肝細胞相での質的診断を行います．一般に肝細胞相で肝細胞がんは低信号を呈します．血管造影下CTより低侵襲で同等またはそれ以上の感度で早期肝細胞がんの検出できる可能性があります．

MEMO ▶ 造影超音波検査

2007年1月から第二世代超音波造影剤のソナゾイド®が臨床使用可能となりました．一般的に急速静注後120秒までの血管相で血流診断を，10～15分後にKupffer細胞に取り込まれた後のKupffer相で質的診断をします．肝細胞がんはKupffer細胞が減少し低エコー結節として描出されます．また，腎機能障害患者への投与制限もありません．

MEMO ▶ 肝腫瘍生検

各種画像診断で鑑別診断がつかない場合考慮します．

> ⚠ **注意**
>
> 肝細胞がんの高危険群でなくても，人間ドックなどの超音波検査で腫瘍性病変が初めて指摘された場合は，Bモード高エコーを呈し肝血管腫が疑われる病変であっても，悪性腫瘍を鑑別するためにダイナミックCTやダイナミックMRIを行い，正確に診断する必要があります．

1. 血管相（静注～120秒）　　　　2. Kupffer相（10～15分後）

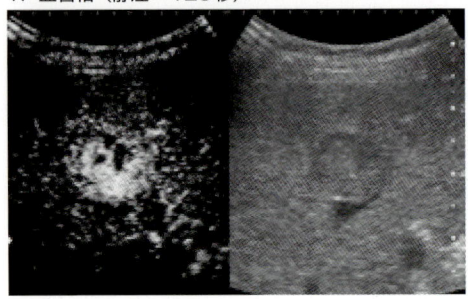

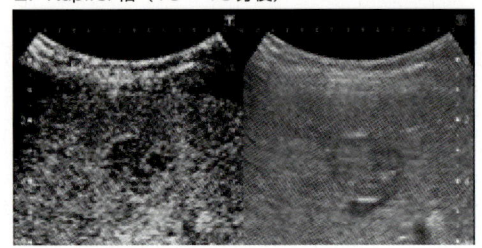

周囲より高エコー　　　　　　　　周囲より低エコー

● 図41-5　ソナゾイド®造影超音波検査

患者コミュニケーション

　　　肝の腫瘍性病変は，ウイルス感染を高率に伴う肝細胞がんのほか，正常肝に発生する肝内胆管がんや転移性肝がんなどの悪性腫瘍の可能性もあるために精査が必要であることを十分説明することが重要です．

専門医へのコンサルト

　　　初回診断時の腫瘍性病変は，複数の検査によって質的診断を行うことが重要であり，速やかに専門医へコンサルトします．

文献　1）「科学的根拠に基づく肝癌診療ガイドライン2009年版」．（日本肝臓学会，編），金原出版，2009
　　　2）「肝癌診療マニュアル」．（日本肝臓学会，編），医学書院，2008
　　　3）「ここがポイントC型・B型肝炎，肝癌の診療　改訂第2版」．（泉並木，編），南江堂，2008

〈佐藤光明〉

第6章 ■肝細胞がん

Q42 肝細胞がんでラジオ波焼灼療法の適応となるのはどのような症例ですか？ 治療効果や合併症のリスクは？

A RFAの一般的な適応は肝障害度A・B（表42-1）の3 cm 3個以内の肝細胞がんです．2 cm以下の肝細胞がんに関してはRFAと切除で生命予後が無作為比較され，両者には差がないと報告されています[2]．合併症は表42-2に示す通りで，胸腹水を除いたRFA合併症の発現率は4.4％で，0.3％の死亡例が認められています[3]．

「科学的根拠に基づく肝癌診療ガイドライン2009年版」[4]では腫瘍の最大径が3 cm以下で腫瘍個数が3個以下の場合には切除または局所療法が選択となっています．ラジオ波焼灼療法（radio frequency ablation：RFA）は日本では1999年頃から導入され，第18回全国原発性肝癌追跡調査報告[5]によれば，2004年〜2005年の2年間に局所治療を受けた肝細胞がん症例は5,500例であり，このうち4,812例にRFAが施行されています．RFAの長期生存成績については本邦では1年94.7％・3年77.7％・5年54.3％[6]，欧米からは5年生存率は全体で40％，初発時切除可能症例では76％[7]と報告されています．

従来の内科的局所療法である経皮的エタノール注入術（percutaneous ethanol injection therapy：PEIT）との複数の比較試験ではいずれもRFAが良好であることが報告されています[8,9]．ガイドラインでは単発肝がんは肝障害度Bかつ≦2 cm以外は肝切除が推奨されています（**Q44**参照）．一方，小型肝細胞がん（3 cm以下，3個以内）に限ると局所再発はRFAの方が切除より高率ですが，生命予後は切除と差がないという考えも示されています[10]．

MEMO ▶

現在本邦において3 cm以下・3個以下の肝がんを対象として切除とRFAのRCT（SURF試験）が進行しています[11]．

●表42-1　肝障害度（liver damage）

項目	肝障害度		
	A	B	C
腹水	ない	治療効果あり	治療効果少ない
血清ビリルビン値（mg/dL）	2.0未満	2.0〜3.0	3.0超
血清アルブミン値（g/dL）	3.5超	3.0〜3.5	3.0未満
ICG-R₁₅(％)	15未満	15〜40	40超
プロトロンビン活性値（％）	80超	50〜80	50未満

①臨床所見，血液生化学所見により3度に分類する．各項目別に重症度を求め，そのうち2項目が該当した肝障害度をとる．
②2項目以上の項目に該当した肝障害度が2カ所以上に生じる場合は高い方の肝障害度をとる．例えば，肝障害度Bが3項目，肝障害度Cが2項目の場合は肝障害度Cとする．
文献1から転載

● 表42-2　RFAによる合併症（n=2,614）

肝内合併症	2.0%
胆管損傷，胆汁瘻	1.0%
門脈血栓	0.5%
肝膿瘍	0.3%
腫瘍の急性増悪，肉腫化	0.1%
肝梗塞	0.04%
電極針の抜去困難	0.04%
動脈瘤	0.04%
穿刺後，近接臓器の合併症	**5.4%**
胸水	2.3%
腹水	1.3%
腹腔内出血	0.4%
腹壁火傷（腹膜+皮膚）	0.4%
他臓器損傷	0.2%
血胸	0.2%
肝被膜下血腫	0.2%
気胸	0.2%
消化管出血	0.1%
腹膜播種	0.1%
全身の合併症	**0.7%**
全合併症発現率　7.9%，死亡率　0.3%	

文献3を参照作成

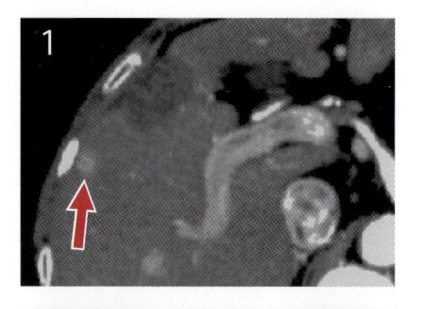

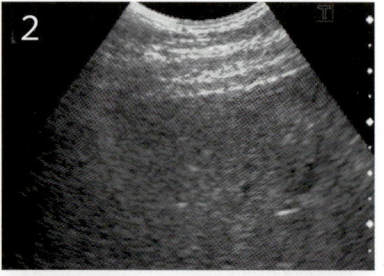

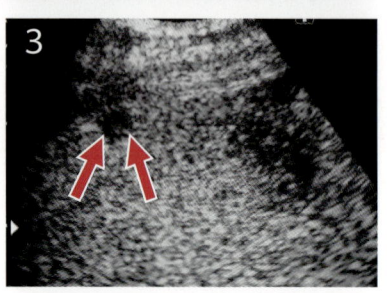

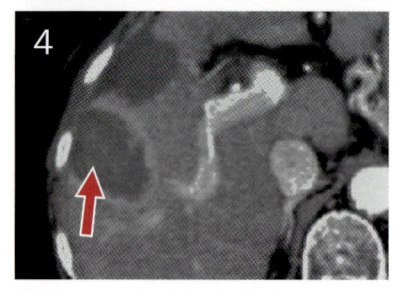

● 図42-1 超音波造影下RFA

CTで指摘され（1），通常のBモード超音波では検出できない（2）直径8mmの微小肝がんをソナゾイド®造影にて描出し（3）RFAで完全焼灼（4）した症例

1　RFAの実際

　現在わが国で使用できるRFA機器はすべてモノポーラータイプの3種類です（Cool-top, RFA system, RITA）．一般的に局所麻酔・超音波ガイド下で経皮的に施行され，治療前および治療中にペンタゾシン・ブプレノルフィン塩酸塩（レペタン®）・塩酸ペチジン（オピスタン®）・ミダゾラム（ドルミカム®）などが苦痛を軽減する目的で適宜投与されています．肝表面・心臓や腸管に隣接する・横隔膜直下に存在する肝がんについては経皮的RFAは困難でリスクが高いですが，腹腔鏡下RFAでは安全かつ確実に治療可能です．長期予後については経皮的RFAと同等かむしろ良好です[12]．また横隔膜直下の病変に対しては人工胸水下RFAが，消化管に近接する病変に対しては人工腹水下RFAが選択される場合があります[13]．

近年第2世代超音波造影剤（ソナゾイド®）の登場により通常Bモードでは観察困難な病変に対しても超音波造影下RFAで治療可能となる微小肝がんが増加しています（図42-1）．また超音波機器も向上しており，CTやMRI画像と超音波画像を同期させて，CTやMRI画像で指摘された病変を確実に焼灼することが可能となってきています（real-time virtual sonographyやvolume navigation systemなど）．

2 RFAの治療効果判定

一般的には **RFA治療1〜3日後に造影CTまたはMRIを施行し，腫瘍の全周囲に5mm以上のsafty marginをもって焼灼域が得られているか，そして合併症はないかを確認する**ことが行われています．局所根治は長期生存に必須であり，不十分な焼灼域かつ肝予備能が温存されている場合は追加RFAを施行することが望まれます．

> ⚠ 注意
> 肝切除後や胆道系処置後で胆道気腫を有する症例はRFA後肝膿瘍の発生のリスクが高いとされており，RFA適応決定には慎重な判断が必要です．

患者コミュニケーション

RFAは非侵襲的であり，くり返し再発する肝細胞がん治療に最も適した治療法の1つです．肝機能が良好に維持されればRFA施行回数に制限はありません（←生涯で何回RFAが可能かという質問を患者からいただくことが多いです）．しかしながら腫瘍径3cm超や他の重要臓器が近接している肝がんではRFAが最善の治療でない可能性があります．肝がん患者が長期間生存するためには初回治療時および再発ごとに肝障害度・腫瘍径・腫瘍個数・腫瘍局在部位などをよく検討して切除・RFA・TACEなどから最も効果が期待でき，安全性の高い治療を選択することが大切だということをくり返し説明することが重要です．

専門医へのコンサルト

RFAは他の内科的局所治療法に比し局所制御に優れ，切除より侵襲性が低いという特徴をもちますが，全国報告では死亡例も0.3％存在し，焼灼部位に隣接する他臓器損傷の報告も0.2％程度に認めます．RFA経験が少ない術者が超音波で描出困難な症例の治療を計画するときには，肝臓外科やより経験数の多い施設へRFA適応も含めてコンサルトすることが望まれます．基本的にRFAは専門医が施行する手技と考えられます．

文献　1）「臨床・病理　原発性肝癌取り扱い規約（第5版補訂版）」．（日本肝癌研究会，編），金原出版，2009
2）Lu, M. D., Kuang, M., Liang, L. J., et al. : Surgical resection versus percutaneous thermal ablation for early-stage hepatocellular carcinoma: a randomized clinical trial. Zhonghua Yi Xue Za Zhi, 28 : 801-805, 2006
3）春日井博志：ラジオ波治療の副作用・合併症．肝臓，46: 195-199, 2005
4）「科学的根拠に基づく肝癌診療ガイドライン2009年度版」．（日本肝臓学会，編），金原出版，2009
5）「第18回全国原発性肝癌追跡調査報告（2004〜2005）」．（日本肝癌研究会肝癌追跡調査委員会，編），日本肝癌研究会事務局，2009
6）Tateishi, R., Shiina, S., Omata, M., et al. : Percutaneous Radiofrequency Ablation for

　　　　Hepatocellular Carcinoma. Cancer, 103：1201-1209, 2005
 7) N'Kontchou, G., Mahamoudi, A., Seror, O., et al.：Radiofrequency Ablation of Hepatocellular Carcinoma: Long-term Results and Prognostic Factor in 235 Western Patients with Cirrhosis. Hepatology, 50：1475-1483, 2009
 8) Shiina, S., Teratani, T., Omata, M., et al.：A randomized controlled trial of radiofrequency ablation with ethanol injection for small hepatocellular carcinoma. Gastroenterology, 129：122-130, 2005
 9) Lin, S. M., Lin, C. J., Lin, C. C., et al.：Randomized controlled trial comparing percutaneous radiofrequency thermal ablation, percutaneous ethanol injection, and percutaneous acetic acid injection to treat hepatocellular carcinoma of 3 cm or less. Gut, 54：1151-1156, 2005
10) Takahashi, S., Kudo, M., Chung, H., et al.：Outcomes of nontrasplant potentially curative therapy for early stage hepatocellular carcinoma in Child-Pugh stage A cirrhosis is comparable with livertransplantation. Dig Dis, 25：303-309, 2007
11) Hasegawa, K., Kokudo, N., Makuuchi, M., et al.：Surgery versus radiofrequency ablation for small hepatocellular carcinoma: Start of a randomized controlled trial (SURF trial). Hepatol Res, 8：851-852, 2010
12) Asahina, Y., Nakanishi, H., Izumi, N.：Laparoscopic radiofrequency ablation for hepatocellular carcinoma. Dig Endosc, 21：67-72, 2009
13)「肝癌診療マニュアル　第2版」.（日本肝臓学会，編），医学書院，2010

〈土谷　薫〉

第6章 ■肝細胞がん

Q43 肝細胞がんで肝動脈塞栓療法の適応となるのはどのような症例ですか？ 治療効果や合併症のリスクは？

A 手術不能かつ局所穿刺治療の対象とならない進行肝細胞がんで肝障害度A，Bの症例が適応となります．

　肝細胞がんの大部分は肝動脈血にて栄養されています．肝動脈塞栓療法（transcatheter arterial chemoembolization：TACE / transcatheter arterial embolization：TAE）は肝細胞がんの栄養血管に塞栓物質や抗がん剤を注入することで，血流の遮断および抗がん剤の抗腫瘍効果による壊死を引き起こす治療です．マイクロカテーテルを目的部位まで挿入し，抗がん剤と油性造影剤（リピオドール®）の混合物と多孔性ゼラチンスポンジ粒（ジェルパート®）を病巣に注入します．リピオドール®は病巣に停滞し塞栓効果をもたらすと同時に抗がん剤を腫瘍内に停滞させることで高い抗腫瘍効果をもたらします．

1　適応と禁忌

　手術不能かつ局所穿刺治療の対象とならない**多血性の進行肝細胞がん患者が適応**となります．このため，切除の対象とならない大型の肝細胞がんや，4個以上の多発した肝細胞がんが適応となることが一般的です．肝細胞がん破裂に対する緊急のTACE/TAEは止血効果も高く1つの有効な治療法として用いられています．

　肝障害度CやT-bil 3.0 mg/dLなど肝予備能の不良な症例では原則禁忌となります．また，**門脈本幹から一次分枝に腫瘍塞栓のある症例も禁忌**となります．

2　TACE/TAEの抗腫瘍効果

　3〜5 cm程度の多血性肝細胞がんに対するTACE/TAEでは**60〜70％程度の腫瘍の完全壊死**を得ることができるといわれています．また一般的には被膜を有する肝細胞がんでは抗腫瘍効果が増加します．1回のTACE/TAEでの局所の再発率は30〜40％程度です．抗腫瘍効果，再発率ともにラジオ波焼灼術などの局所穿刺治療と比べると効果は不十分であるため，局所穿刺治療の対象とならない症例が適応と考えられます．

3　TACE/TAEの治療成績

　TACE/TAEによって抗腫瘍効果（腫瘍縮小，腫瘍マーカー低下，門脈腫瘍栓の出現頻度低下）を得られることはこれまでも報告されてきました．

　また，抗腫瘍効果に加えてTACE/TAEによって生存率の向上に寄与するという論文も近年報告されました[1, 2]．これより治療適応となる症例に対してTACE/TAEを行うことが推奨されます．また，進行肝細胞がん患者に対してTACE/TAEに加えて**局所穿刺療法や放射線療法の併用**

が積極的に行われるようになり，単独の治療と比べて死亡率を低下させるという報告がされています[3,4]．TACE/TAEを単独の治療としてとらえるのでなく集学的治療の1つとして予後の向上をめざすことが重要となります．

4 TACE/TAEの合併症

腫瘍壊死・阻血による塞栓後症候群は必発します．腫瘍の個数や大きさによりますが発熱，疼痛，炎症反応の上昇などはほぼ必ず認めると言えます．しかし，いずれの症状も対症療法で改善することが大半であります．

TACE/TAE後の肝機能障害は塞栓を行った領域と関連があります．亜区域レベルの塞栓では肝機能障害は一過性，軽微であり，時間経過とともに軽快します．しかし，広範囲に及ぶ塞栓では肝機能障害から肝不全に至ることもあり，肝機能を考慮したTACE/TAEを施行する必要があります．

その他の重篤な合併症としては胆汁嚢胞，肝梗塞，虚血性胆のう炎などがあります．閉塞性黄疸や門脈血行障害など合併症を有する症例では慎重にTACE/TAEを行う必要がありますが，マイクロカテーテルを用いて標準的手技を行えば安全に治療を行うことができます．

5 新しいTACE/TAEの手技

近年，薬剤溶出性ビーズ（drug-eluting beads：DEB）を用いたTACE/TAEの報告があります．ドキソルビシン付加ビーズ（DCビーズ）を用いた報告では，ドキソルビシンをビーズの中に封じ込めておくことで，病変部で徐放性に抗がん剤が溶出するとともに全身の血中濃度を抑えることができるため，副作用を少なくすることができると報告され，新しい治療法として注目されています[5]．

患者コミュニケーション

TACE/TAEは進行肝細胞がん患者の多くが対象となり，またその治療効果からくり返し治療を行うことが多くなります．定期的な検査を行い，適切なタイミングで肝細胞がんに対する治療をくり返し行っていく必要があることを説明する必要があります．

専門医へのコンサルト

TACE/TAEの対象となる進行肝細胞がん患者では肝細胞がんのコントロールと合わせて，肝予備能を維持することが重要となります．肝予備能の低下に伴い腹水や黄疸の出現を認めた場合，またこのような症例では静脈瘤破裂の危険なども高まるため，貧血や黒色便などを認めた場合は早急にコンサルトが必要です．

文献
1) Llovet, J. M., et al. : Arterial embolisation or chemoembolisation versus symptomatic treatment in patients with unresectable hepatocellular carcinoma: a randomised controlled trial. Lancet, 359（9319）: 1734-1739, 2002
2) Lo, C. M., et al. : Randomized controlled trial of transarterial lipiodol chemoembolization for unresectable hepatocellular carcinoma. Hepatology, 35（5）: 1164-1171, 2002

3) Marelli, L., et al. : Treatment outcomes for hepatocellular carcinoma using chemoembolization in combination with other therapies. Cancer Treat Rev, 32 (8) : 594-606, 2006
4) Yamada, K., et al. : Prospective trial of combined transcatheter arterial chemoembolization and three-dimensional conformal radiotherapy for portal vein tumor thrombus in patients with unresectable hepatocellular carcinoma. Int J Radiat Oncol Biol Phys, 57 (1) : 113-119, 2003
5) Varela, M., et al. : Chemoembolization of hepatocellular carcinoma with drug eluting beads: efficacy and doxorubicin pharmacokinetics. J Hepatol, 46 (3) : 474-81, 2007

〈玉城信治〉

第6章 肝細胞がん

Q44 肝細胞がんで肝切除の適応となるのはどのような症例ですか？

A 肝機能が保たれている症例です．実際には腫瘍因子との兼ね合いで適応を判断します．

固形がん治療における原則は「がんを完全に除去（制御）する」です．その点は肝細胞がん（以下，肝がん）も同じであり，外科的切除も当然治療法の選択肢に入るわけですが，どんなものでも肝切除というわけではありません．肝臓は切除後に再生しますが，それでも，いくらでも切除できるわけではなく，肝機能に対して肝切除量が多すぎると，術後に機能が回復せず，肝不全となる危険があります．

1 肝がんに対する肝切除

一般に，肝臓のどの範囲を切除すべきかは，**腫瘍の数，大きさ，部位といった腫瘍因子**で決まります．そして，肝がんは経門脈的に転移するため，腫瘍の存在する部位を支配している門脈の灌流領域を切除する，という系統的切除が原則であり，また，肝がんの膨張性に発育するという特徴から，腫瘍が切除断端に露出していなければよいと考えられています．

近年では，手術手技や術後管理の進歩により肝切除の安全性は向上していますが，本邦では肝がん患者のうち約90％がB型またはC型肝炎を合併しており，背景の肝臓に慢性肝炎や肝硬変といった障害を有しているため，**腫瘍因子から考えた肝切除量が，安全に施行しうる許容範囲かどうかを肝機能の面から判断していく**ことになります．

2 肝機能（予備能）の評価方法

現在用いられている肝機能の評価法としては，**Child-Pugh分類（表44-1）と肝障害度**[1]（**表44-2**）の2つがあります．もちろんこれらですべての肝機能が評価できるわけではなく，他にもさまざまな方法がありますが，基本はこの2つです．

この2つを比較してみますと，項目としては，Child-Pugh分類の脳症と肝障害度のICG-R15が異なっていることがわかります．ちなみに，脳症を伴う場合は，肝切除は禁忌です．またICG試験はインドシアニングリーン試験のことで，インドシアニングリーン 0.5 mg/kgを静注し，15分後にどのくらい血中に残っているか（停滞率）をみるのが，ICG-R15（正常値は0～10％）です．

3 肝切除の適応および術式の決定

実際に腫瘍因子と肝機能からどのように治療法を選択していくかというと，そのアルゴリズムが，「肝癌診療ガイドライン」[2]に記載されています（**図44-1**）．これをみますと，肝切除

● 表44-1　Child-Pugh分類

項目	ポイント		
	1点	2点	3点
脳症	ない	軽度	ときどき昏睡
腹水	ない	少量	中等量
血清ビリルビン値（mg/dL）	2.0未満	2.0〜3.0	3.0超
血清アルブミン値（g/dL）	3.5超	2.8〜3.5	2.8未満
プロトロンビン活性値（%）	70超	40〜70	40未満

各項目のポイントを加算しその合計点で分類する

Child-Pugh分類		
	A	5〜6点
	B	7〜9点
	C	10〜15点

文献1から転載

● 表44-2　肝障害度（Liver damage）

項目	肝障害度		
	A	B	C
腹水	ない	治療効果あり	治療効果少ない
血清ビリルビン値（mg/dL）	2.0未満	2.0〜3.0	3.0超
血清アルブミン値（g/dL）	3.5超	3.0〜3.5	3.0未満
ICG-R15（%）	15未満	15〜40	40超
プロトロンビン活性値（%）	80超	50〜80	50未満

註：2項目以上の項目に該当した肝障害度が2カ所に生じる場合には高い方の肝障害度をとる．例えば，肝障害度Bが3項目，肝障害度Cが2項目の場合には肝障害度Cとする．

文献1から転載

の対象となるのは，「肝障害度AまたはBで，腫瘍数が3個以内」ということになります．しかし，これは原則であり，患者一人一人の腫瘍の状況，肝機能，全身状態をみながら手術適応を判断していくことになります．肝機能ごとの許容範囲と考えられる肝切除量の基準の1つを図44-2に示します[3]．

MEMO ▶ CTを用いたシミュレーション

最近では，CTおよび関連したソフトの進歩により，腫瘍と肝内脈管の位置関係を三次元表示することが可能となり，さらに，門脈や肝静脈の灌流領域のシミュレーションやその領域の肝容積の計算などもできるようになっています．

MEMO ▶ 門脈塞栓術

切除予定部位の支配門脈を塞栓することで，切除予定領域の萎縮と残存予定領域（残肝）の代償性肥大を期待するもので，肝切除の安全性を高めるために行われます．主に肝臓の右葉を切除する場合に用いられています．

4 肝切除後の再発

肝がん切除後の再発は，肝内再発と肝外再発に大きく分けられます．さらに肝内再発は，（経門脈的）肝内転移と多中心性発生とに分けられます．肝内転移は原発巣からがん細胞が門脈血流に乗って，肝内の他の部位に運ばれることによって起こります．一方，多中心性発生は，治療した原発巣とは全く別の新たながんが肝臓の他の部位にできるものです．したがって，2つを同じ「再発」として扱うことはできませんが，実際の臨床では，これら2つを厳密に区別することが難しいこともあるのも事実です．本邦では，B型，C型肝炎からの発がんが多いため，

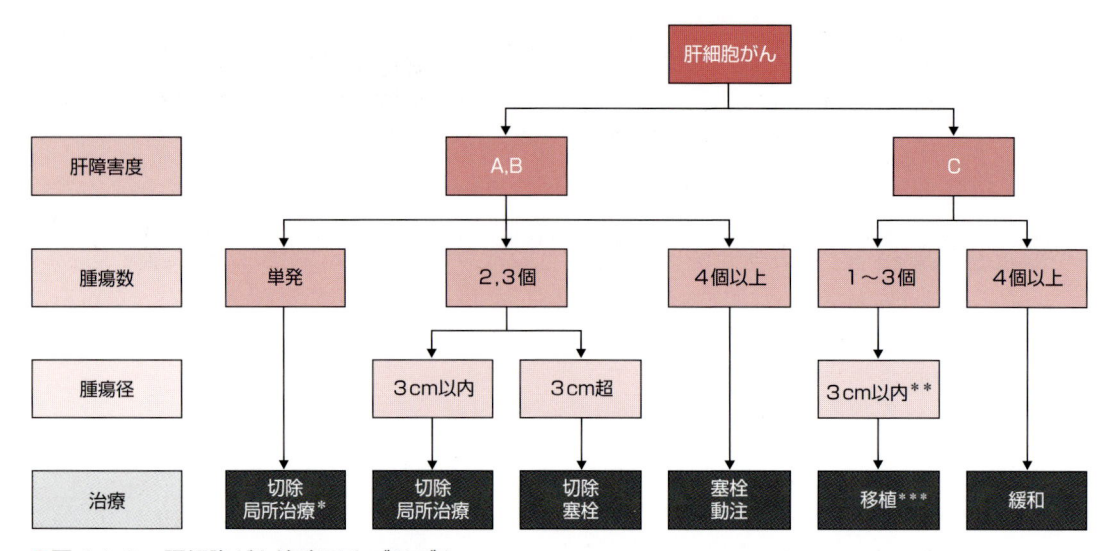

●図44-1　肝細胞がん治療アルゴリズム
＊肝障害度B，腫瘍径2cm以内では選択　＊＊腫瘍が単発では腫瘍径5cm以内　＊＊＊患者年齢は65歳以下
文献2から転載

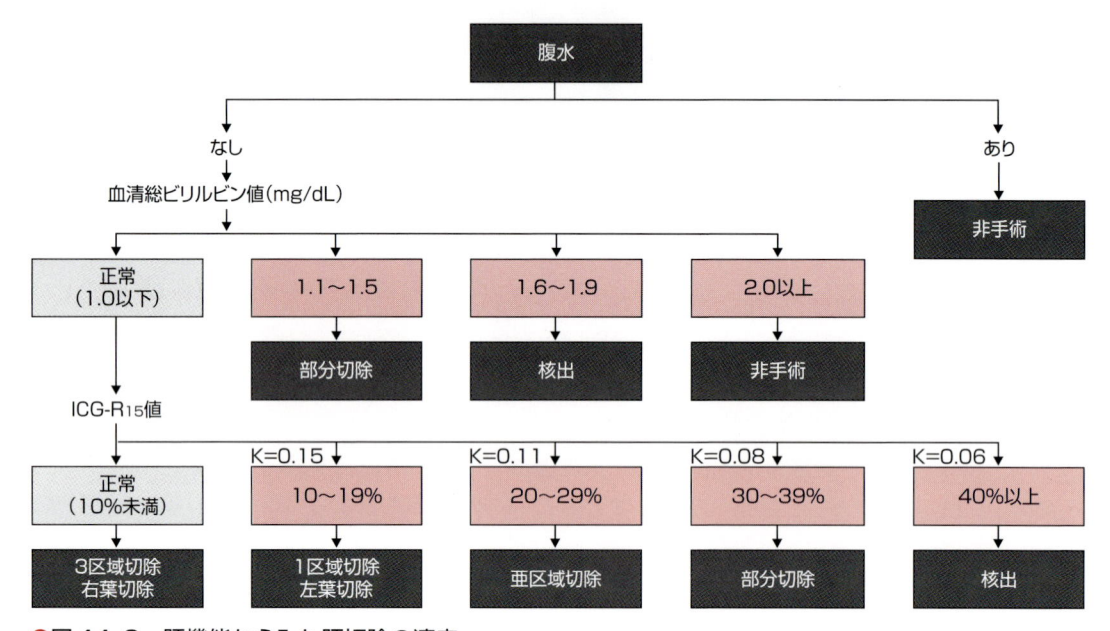

●図44-2　肝機能からみた肝切除の適応
文献3から転載

肝切除術後のこれら肝炎のコントロールも重要です．

MEMO ▶ 肝がんに対する肝切除の成績

第18回全国原発性肝癌追跡調査報告[4]によると，1994〜2005年までに肝がんのうち約25％に当たる約25,000例に肝切除が行われており，1，3，5，10年生存率はそれぞれ88.2％，69.5％，54.2％，29.0％となっています．

患者コミュニケーション

　肝細胞がんが発見された場合，どのような治療がその患者に合っているか，特に手術の適応かどうかは，専門医でないと判断が難しいので，早めに専門医を受診することを勧める必要があります．

専門医へのコンサルト

　手術適応の判断には，画像診断による腫瘍の正確な位置や数の把握が欠かせません．経過観察中の患者に腫瘍マーカーの上昇や超音波検査などで肝腫瘍の存在が疑われましたら，早めに専門医に相談される必要があります．

文献　1）「臨床・病理　原発性肝癌取扱い規約（第5版補訂版）」．（日本肝癌研究会，編），金原出版，2009
　　　2）「科学的根拠に基づく肝癌診療ガイドライン 2009年版」．（科学的根拠に基づく肝癌診療ガイドライン作成に関する研究班，編），金原出版，2009
　　　3）幕内雅敏，他：肝硬変合併肝癌治療のStrategy. 外科診療，29：1530-1536, 1987
　　　4）「第18回全国原発性肝癌追跡調査報告（2004～2005）」．（日本肝癌研究会肝癌追跡調査委員会，編），日本肝癌研究会事務局，肝臓，51：460-484, 2010

〈高松　督〉

第6章 ■肝細胞がん

Q45 肝細胞がん治療後にどのようにフォローしたらよいですか？ 再発を抑制するにはどうしたらよいですか？

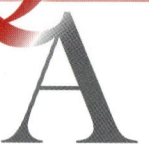

A 肝細胞がんは高率に再発をくり返す疾患ですから，3〜4カ月ごとの定期的なフォローアップ（画像・腫瘍マーカーなど）が必要です．また，背景疾患に治療介入することで再発率の抑制が期待できます．

　肝細胞がんは，その危険因子が比較的はっきりしている数少ないがんの1つです．特にわが国における肝細胞がんは，B型肝炎ウイルス（HBV）やC型肝炎ウイルス（HCV）からの慢性肝疾患がその主たる原因で，その病態も明らかになってきています[1-3]．このため，発症した肝細胞がんに対して治癒が得られた後でも，年率10〜25％と高い確率で再発をきたします[3,4]．そこで，フォローアップの間隔を他のがんよりも短く設定し，長期生存をめざした治療介入による再発予防が重要になります．

1 フォローアップ（図45-1）

　がん治療後のフォローアップは，**毎月の腫瘍マーカー（AFP・PIVKA II）測定**と，**3〜4カ月ごとの画像検査（造影CT，造影MRIなど）** で行います．他臓器のがんと比べて再発率が高く，またその再発までの期間も短いため，こまめなフォローアップが重要になります．肝細胞がんは，早期発見することができれば肝機能に合わせた根治的治療が選択しうるため，**なるべく小さく，なるべく早期に見つけて治療する**ことが生存率向上につながります．

2 肝細胞がん治療後の再発抑制

　一般的に，肝細胞がん治療後の肝疾患は線維化が強く肝硬変に至っていることがほとんどであるため，グリチルリチン（ウルソ®，グリチロン®）やウルソデオキシコール酸（ウルソ®）に代表される肝庇護療法により，背景肝の線維化進展を抑制する治療が一般的です．
　しかし近年，より積極的に治療介入することによって生存率の向上や再発率の抑制が期待できることが明らかになってきました．

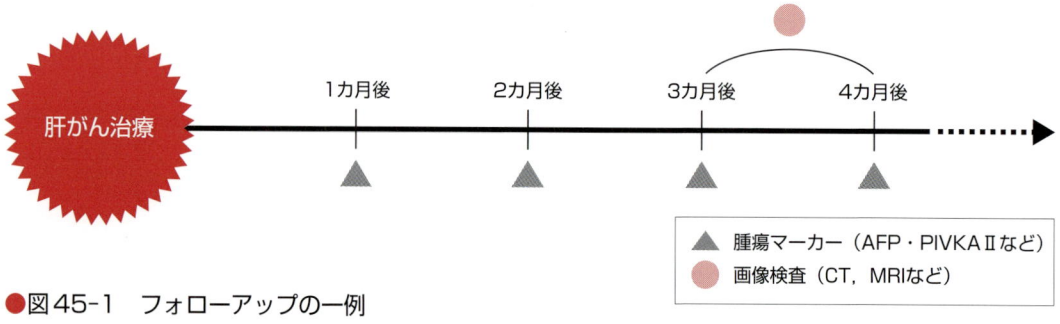

●図45-1　フォローアップの一例
腫瘍マーカーの上昇などがあれば画像検査の際に全身検索を行う必要があります

▲ 腫瘍マーカー（AFP・PIVKA IIなど）
● 画像検査（CT，MRIなど）

1. C型肝硬変

　肝細胞がん治療後のC型肝硬変に対するインターフェロン（IFN）治療の有効性はこれまで種々の報告がありますが，代表的なものをまとめました（表45-2）[5-10]．多くの報告でIFN投与による肝発がん再発抑制効果が認められています．Mazzaferroらのみ有意差が認められなかったとしていますが，腫瘍径3cm未満の初発肝細胞がんで，単発，脈管侵襲のない症例に限れば再発抑制効果が認められたと報告しています．

2. B型肝硬変

　ラミブジン（ゼフィックス®）の投与は，肝がんの発生を抑制することが示されていますが[11, 12]，肝細胞がん治療後の再発を抑制する効果については十分なエビデンスがありません．しかし，背景肝の予備能を維持・改善することでその後の再発における治療選択肢を広げることになり長期生存に寄与すること[13]，などが示唆されています．現在B型慢性肝炎に対する核酸アナログ製剤の第一選択薬であるエンテカビル（バラクルード®）における成績と合わせて，今後のさらなる検討が期待されています．

　他にも，分枝鎖アミノ酸製剤・非環式レチノイド・ビタミンK・ACE阻害薬などの投与，あるいは，近年非B非C肝硬変の病因として注目されているNASHへの治療介入などが，肝細胞がん再発を抑制する可能性が示唆されており，種々の研究が進行中です[14]．

> ⚠ 注意
>
> 画像診断で肝内にがん再発が認められなくても，腫瘍マーカーの上昇が続いている場合，遠隔転移（肺・骨・リンパ節）の可能性があるため，全身検索を行う必要があります．それぞれの検査をうまく組み合わせて，相互補完的にフォローしていくことが重要です．

患者コミュニケーション

　初回の肝細胞がん根治治療後には，患者は「これでもう完全に治った」と思い込みがちです．このため治療に当たる際，肝細胞がんは再発率が非常に高いがんであること，早期発見・早期治療を行うことで長期生存が見込めること，および，さらなる長期生存をめざすためには何らかの治療介入が重要になることを十分に説明したうえで，通院や治療へのコンプライアンスを高める必要があります．

● 表45-2　肝がん治療後C型慢性肝疾患に対するIFN投与による再発抑制効果に関する研究報告

著者	研究方法	症例数	成績
Ikedaら[5]	RCT	20	再発抑制（P=0.0004）
Kuboら[6]	RCT	30	再発抑制（P=0.037）
Mazzaferroら[7]	RCT	74	有意差なし
Shiratoriら[8]	Non-RCT	150	生存延長（傾向差）
Hungら[9]	Non-RCT	60	再発抑制（傾向差） 生存延長（傾向差）
Sakaguchiら[10]	Non-RCT	57	再発抑制（P=0.01）

専門医へのコンサルト

肝細胞がん治療後は細かなフォローアップと種々の治療が必要になります．また肝細胞がん再発時には再度がん治療をくり返すことになります．このため，肝臓専門医との連携を密にする必要があります．

文献
1) Takenaka, K., et al. : A comparison of the surgical results in patients with hepatitis B versus hepatitis C-related hepatocellular carcinoma. Hepatology, 22 : 20-24, 1995
2) Miyagawa, S., et al. : Comparison of the characteristics of hepatocellular carcinoma between hepatitis B and C viral infection: tumor multicentricity in cirrhotic liver with hepatitis C. Hepatology, 24 : 307-310, 1996
3) Kumada, T., et al. : Patterns of recurrence after initial treatment in patients with small hepatocellular carcinoma. Hepatology, 25 : 87-92, 1997
4) Tsukuma, H., et al. : Risk factors for hepatocellular carcinoma among patients with chronic liver disease. N Engl J Med, 328 : 1797-1801, 1993
5) Ikeda, K., et al. : Interferon beta prevents recurrence of hepatocellular carcinoma after complete resection or ablation of the primary tumor-A prospective randomized study of hepatitis C virus-related liver cancer. Hepatology, 32 : 228-232, 2000
6) Kubo, S., et al. : Effects of long-term postoperative interferon-alpha therapy on intrahepatic recurrence after resection of hepatitis C virus-related hepatocellular carcinoma. A randomized, controlled trial. Ann Intern Med, 134 : 963-967, 2001
7) Mazzaferro, V., al. : Prevention of Hepatocellular Carcinoma Recurrence With alpha-Interferon After Liver Resection in HCV Cirrhosis. Hepatology, 44 : 1543-1554, 2006
8) Shiratori, Y., et al. : Interferon therapy after tumor ablation improves prognosis in patients with hepatocellular carcinoma associated with hepatitis C virus. Ann Intern Med, 138 : 299-306, 2003
9) Hung, C. H., et al. : Antiviral therapy after non-surgical tumor ablation in patients with hepatocellular carcinoma associated with hepatitis C virus. J Gastroenterol Hepatol, 20 : 1553-1559, 2005
10) Sakaguchi, Y., et al. : Low-dose, long-term, intermittent interferon-alpha-2b therapy after radical treatment by radiofrequency ablation delays clinical recurrence in patients with hepatitis C virus-related hepatocellular carcinoma. Intervirology, 48 : 64-70, 2005
11) Liaw, Y. F., et al. : Lamivudine for patients with chronic hepatitis B and advanced liver disease. N Engl J Med, 351 : 1521-1531, 2004
12) Matsumoto, A. : Efficacy of lamivudine for preventing hepatocellular carcinoma in chronic hepatitis B: A multicenter retrospective study of 2795 patients. Hepatol Res, 32 : 173-184, 2005
13) Kuzuya, T., et al. : Efficacy of antiviral therapy with lamivudine after initial treatment for hepatitis B virus-related hepatocellular carcinoma. J Gastroenterol Hepatol, 22 : 1929-1935, 2007
14) 葛西和博，他：肝細胞癌治療後の補助療法．日本消化器病学会雑誌，105：787-794, 2008

〈田中智大〉

第6章 ■肝細胞がん

Q46 進行肝細胞がんに対してはどのような治療法がありますか？

A リザーバーを用いた肝動注化学療法や全身化学療法（抗がん剤内服）などがあります．また分子標的治療薬が登場し注目されています．ただし，いずれも肝予備能が良好な症例が治療対象となります．

1 進行肝細胞がんの治療法は？（図46-1）

進行肝細胞がん（hepatocellular carcinoma：HCC）とは，肝内両葉に多発している症例，遠隔転移（肺，骨など）を有する症例または脈管浸潤〔門脈（Vp），胆管（B），静脈（Vv）〕を伴う症例です．既存の治療である肝切除，RFA，TACEなどが適応外である場合が多く，治療法としてはリザーバーを用いた肝動注化学療法や全身化学療法（抗がん剤内服）などがあります．分子標的治療薬ソラフェニブは，2009年5月より切除不能な進行肝細胞がんに対して保険適応となり，日常臨床で広く使用されるようになりました．いずれも肝予備能が良好な症例（原則Child-Pugh A）が治療対象となります．

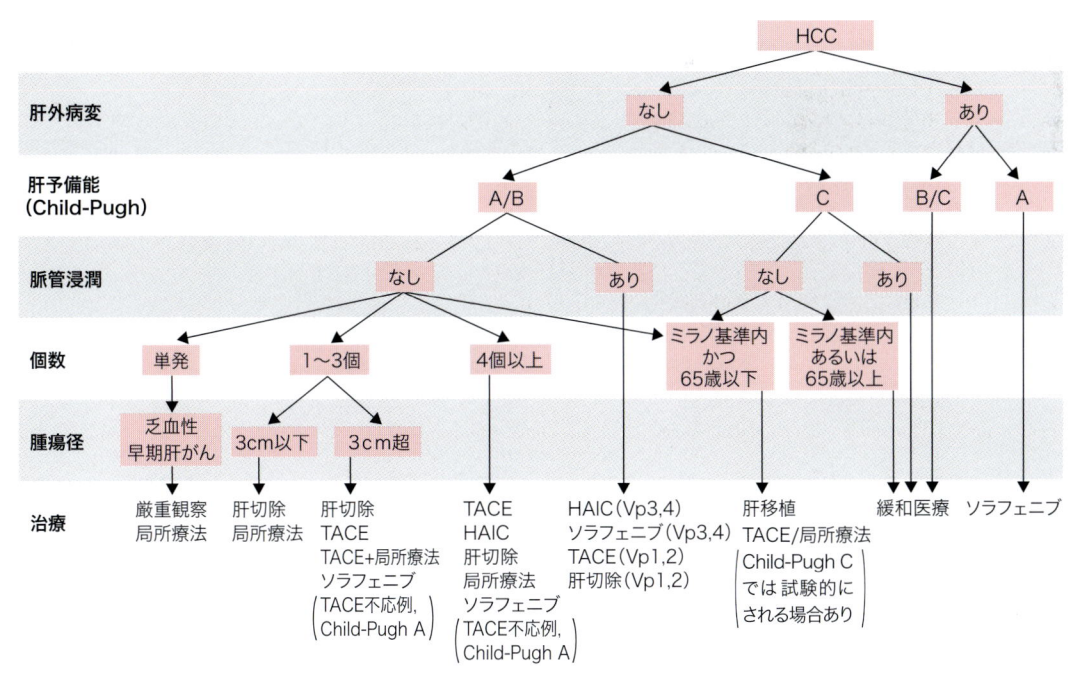

●図46-1　コンセンサスに基づく肝細胞がんHCC治療アルゴリズム（2010年度改訂版）
文献5から転載，翻訳，一部改変

2 リザーバーを用いた肝動注化学療法

1. よい適応は？

肝切除が適応外である脈管浸潤を伴う肝細胞がん，びまん型や塊状型の肝細胞がん，TACEが無効な多発結節型の肝細胞がんで，いずれも**肝予備能が良好な症例（原則 Child-Pugh A）**がリザーバーを用いた肝動注化学療法（hepatic artery infusion chemotherapy：HAIC）の治療適応です（図46-1）．肝臓へ高濃度の抗がん剤を投与でき，また全身への抗がん剤の影響が少ない治療法です．

2. 肝動注カテーテルの留置法と手順は？

リザーバーを用いた肝動注化学療法を行うためには，まずカテーテル（図46-2-1）を留置しなければなりません．投与したい薬剤が肝臓全体に分布するように，カテーテルを留置するのが原則です．以下の手順で行います．

❶血流改変術

肝臓への血流の一本化を目的として転位右肝動脈や右胃動脈などをコイル（プラチナ）にて塞栓します．

❷リザーバーカテーテル留置

カテーテル先端を胃十二指腸動脈内に固定し，カテーテル先端から約10 cmに作成した側孔（図46-2-2）が総肝動脈に位置するように留置するGDA（gastro duodenal artery）コイル法（図46-2-3）が主流です．

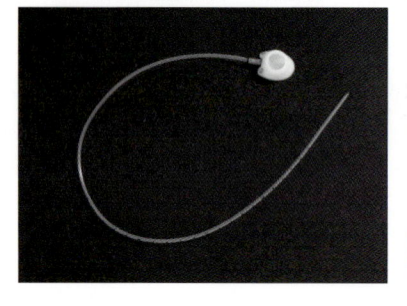

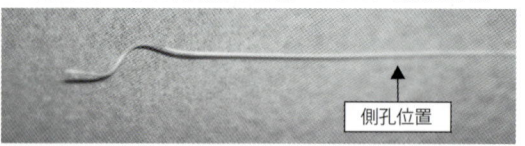

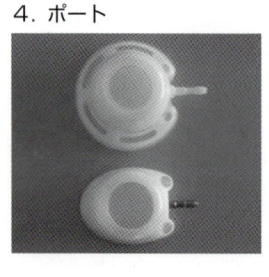

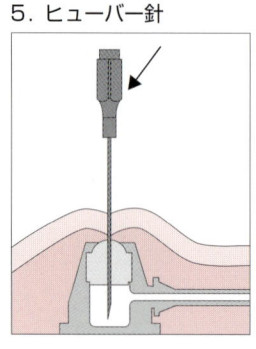

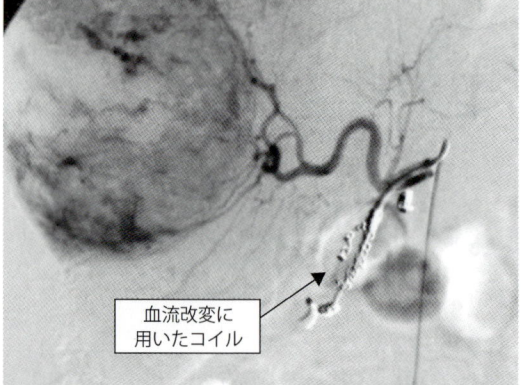

1. リザーバー留置カテーテル全体
2. 留置カテーテル先端部から約10 cmに側孔を作成
3. GDAコイル法にて留置された症例
4. ポート
5. ヒューバー針

血流改変に用いたコイル

側孔位置

●図46-2　肝動脈カテーテルの留置

❸ リザーバーポート埋め込み

右大腿動脈から刺入されているカテーテルとポート（図46-2-4）を接続し，ポートを右下腹壁の皮下に埋め込みます（図46-2-5）．左鎖骨下への留置は脳梗塞のリスクのため，あまり行われなくなってきました．

3. 肝動注の治療プロトコールは？

皮下に埋め込んだリザーバーポートにヒューバー針（図46-2-5）を刺して，抗がん剤の動脈内注入（動注）を行います．確立したプロトコールはありませんが，以下の2つがよく使用されています．

❶ シスプラチン（CDDP）併用5-FU療法（low dose FP療法）

CDDP 10 mgを1時間で投与（動注）後，引き続き5-FU 250 mgを5時間かけて投与（動注）する．5日間連日投与し2日間休薬を4週続ける．その後4週間を休薬期間とする．この計8週間を1クールとしてくり返す．

❷ インターフェロン（IFN）併用5-FU療法

5-FUを500 mg/日で2週間連日投与（動注）・2週間休薬をする．これと同時にIFNαを500万単位/回を週3回で投与（皮下注）する．4週間を1クールとしてくり返す．

4. 治療効果判定と治療成績

治療効果判定にはポートから造影剤を投与し撮影したCTが有用です．またその際，きちんと肝臓全体に薬剤が分布しているかを確認することも重要です．腫瘍マーカーの変化も治療効果判定には有用です．

30例以上の症例を対象とした報告をまとめると，治療成績はCDDP併用5-FU療法の奏効率は47〜71%，IFN併用5-FU療法の奏効率は45〜52%と報告[1,2]されています．

5. 合併症，問題点

治療経過とともに，カテーテル閉塞，肝動脈の狭小化や閉塞などの合併症を生じることがあります．胃十二指腸などへの新生血管が発達し，抗がん剤投与時に腹痛や吐き気が生じる場合があります．その場合は，可能な限り血流改変術を行います．

問題点としては入院期間が長いことがあげられます．最近ではシュアフューザーポンプを使用し，外来通院で投与する方法もあります．

3 分子標的治療薬

分子標的治療薬とは，がん細胞の特異な代謝経路やシグナル伝達をブロックして抗腫瘍効果をもたらす薬剤です．進行肝細胞がんに対する分子標的治療薬ソラフェニブは，海外での第Ⅲ相臨床試験（SHARP試験およびAsia-Pacific試験）にて，生存期間や無増悪期間の延長に有用であると報告[3,4]されました．ソラフェニブは進行肝細胞がん患者に対する全身化学療法として初めて予後改善が確認された治療薬であり，海外において切除や局所療法の適応とならない進行肝細胞がんに対する標準治療薬として認識されるようになりました．2010年10月現在，わが国の健康保険で肝細胞がんに投与できる分子標的薬はソラフェニブ（ネクサバール®）のみです．

1. ソラフェニブの作用は？

腫瘍増殖のシグナル伝達系（RAF–MEK–ERK）と血管新生のシグナル伝達系（VEGFR, PDGFR）の両者のキナーゼを阻害するマルチキナーゼ阻害薬です．

2. 適応は？

2005年に作成された「肝癌診療ガイドライン」には，ソラフェニブの適応は記載されていません（Q44，図44-1参照）．一方，2009年の日本肝臓学会におけるコンセンサスミーティングで，ソラフェニブの適応は肝外転移のある症例（ソラフェニブが第一選択），Vp3,4の脈管侵襲のある症例（ソラフェニブもしくは肝動注化学療法が第一選択），TACEや肝動注化学療法に対する不応例と位置づけられました[5]．しかし，いずれもChild-Pugh Aと肝予備能が良好な症例のみがソラフェニブ投与の適応となります（図46-1）．

3. 治療内容

ソラフェニブは内服薬です．投与量は原則800 mg/日（1日2回）で開始します．しかし副作用によって早期の減量や一時休薬を余儀なくされる症例が少なくありません．そこで実臨床において，高齢者，低体重，腹水，脳症の既往のある症例などではまず400 mg/日から開始し，経過を見て可能であれば増量していく場合もあります．

4. 副作用，問題点

従来の抗がん剤では経験しなかった分子標的治療薬に特有の副作用（手足症候群，皮膚障害，高血圧，出血など）の発現頻度が高いとされています．また，食欲低下や下痢などの消化器症状や肝機能障害もあります．副作用の発現には十分な注意や観察が重要で，適宜減量や一時休薬をします（早めの対応が重要）．特に開始後1カ月は副作用の発現が多くみられ，最低週1回の採血検査（肝機能障害などの早期発見のため）が必須とされています．

> ⚠ **注意**
> 肝予備能の悪い（Child-Pugh C）進行肝細胞がんは，ガイドラインでは肝移植以外に有効な治療法はなく，緩和医療が推奨されています．肝移植の適応は65歳未満，病変が単発で5 cm以下あるいは3個以下，かつ遠隔転移や脈管浸潤がない場合とされています．

患者コミュニケーション

ソラフェニブによる治療効果を得るためには，安全に継続することが重要です．減量や休薬を余儀なくさせる副作用の1つに手足症候群があります．あらかじめ手足のケアをするといった予防や，症状が軽度なうちに適切な対応をすることによって，重篤化を防ぐことができます．よって，手足の皮膚の管理の必要性を患者に説明し十分に理解していただくことが重要です．

専門医へのコンサルト

進行肝細胞がんに対する既存の治療が適応外もしくは無効となった場合，リザーバーを用いた肝動注化学療法や分子標的治療薬が治療選択肢として導入可能であるかを肝臓専門医にコンサルトしましょう．

文献
1) Ando, E., Tanaka, M., Yamashita, F., et al. : Hepatic arterial infusion chemotherapy for advanced hepatocellular carcinoma with portal vein tumor thrombosis: analysis of 48 cases. Cancer, 95 : 588-595, 2002
2) Obi, S., Yoshida, H., Toune, R., et al. : Combination therapy of intraarterial 5-fluorouracil and systemic interferon-alpha for advanced hepatocellular carcinoma with portal venous invasion. Cancer, 106 : 1990-1997, 2006
3) Llovet, J. M., Ricci, S., Mazzaferro, V., et al. : Sorafenib in advanced hepatocellular carcinoma. N Engl J Med, 359 : 378-390, 2008
4) Cheng, A. L., Kang, Y. K., Chen, Z., et al. : Efficacy and safety of sorafenib in patients in the Asia-Pacific region with advanced hepatocellular carcinoma: a phase III randomised, double-blind, placebo-controlled trial. Lancet Oncol, 10 : 25-34, 2009
5) Arii, S., et al. : Management of hepatocellular carcinoma : Report of Consensus Meeting in the 45th Annual Meeting of the Japan Society of Hepatology (2009). Hepatology Research, 40（7）: 667-685, 2010

〈葛谷貞二〉

第7章 ■脂肪肝

Q47 NAFLD（非アルコール性脂肪性肝疾患）とは，どのような疾患ですか？

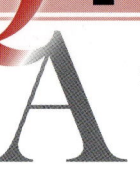

A 有意な飲酒歴なく，肝臓に中性脂肪が沈着して肝障害をきたした状態の総称です．

アルコール多飲者において肝臓に脂肪が沈着して障害を起こすことは古くから知られていましたが，1980年代に**明らかな飲酒がないにもかかわらずアルコール性肝障害に類似した脂肪性肝障害の組織像を呈する病態**としてnonalcoholic steatohepatitis（非アルコール性脂肪性肝炎：NASH）[1]，nonalcoholic fatty liver disease（非アルコール性脂肪性肝疾患：NAFLD）[2] といった概念が提唱されました．

現在NAFLDはメタボリックシンドローム[3] の肝臓での表現型と考えられており，1990年代に入りわが国でも肥満・糖尿病を含む生活習慣病の増加に伴いNAFLDと思われる慢性肝障害が増加してきました．わが国でNAFLDが一般に認知されるようになってきたのは2001年以降で，以来現在までにC型肝炎ウイルス（HCV），B型肝炎ウイルス（HBV），アルコールに次ぐ肝硬変・肝がんの第4の原因としての地位を確立しつつあります．**NAFLDは予後良好な単純性脂肪肝（simple fatty liver）と肝硬変に進展する進行性のNASHを含む広い概念**で，わが国の検診受診者の8％にはNAFLDがあり，そのうち1割近くはNASHであると推定されています[4]．つまり成人のほぼ100人に1人の頻度で進行性のNASHがあると考えられ，今後わが国の肝臓病診療において大きな比重を占めてくるものと予想されます．

1 NAFLDの原因

1. NAFLDの発生機序

肝細胞に中性脂肪が蓄積する最大の要因は，**肥満・過栄養状態に伴う体内への脂肪蓄積**です（図47-1）．摂取された過剰な栄養はトリグリセリド（triglyceride：TG）として内臓脂肪組織に蓄積され，それが遊離脂肪酸（free fatty acid：FFA）となって門脈を介して肝臓に流入し，肝細胞に再びTGとして蓄積されることで脂肪肝が生じます．一方，内臓脂肪へのTG蓄積はインスリン抵抗性（2型糖尿病）やアディポサイトカインの分泌異常を引き起こしさらなる脂肪蓄積を導きます．

2. NASHへの進展機序

NAFLDからNASHへの進展機序は明らかにはなっていませんが，現在のところ**two-hit theory**[5] が支持されています．これは前記の肝細胞へのTG蓄積（first-hit）に，酸化ストレスやアディポサイトカイン，エンドトキシンなどによるsecond-hitが加わり脂肪性肝炎が生じるというものです．

また，肥満がなくても薬剤[6]や中心静脈栄養，摂食障害を含む極端な栄養不良，消化管術後などでも二次性のNAFLD・NASHを生じることがわかっています（表47-1）．

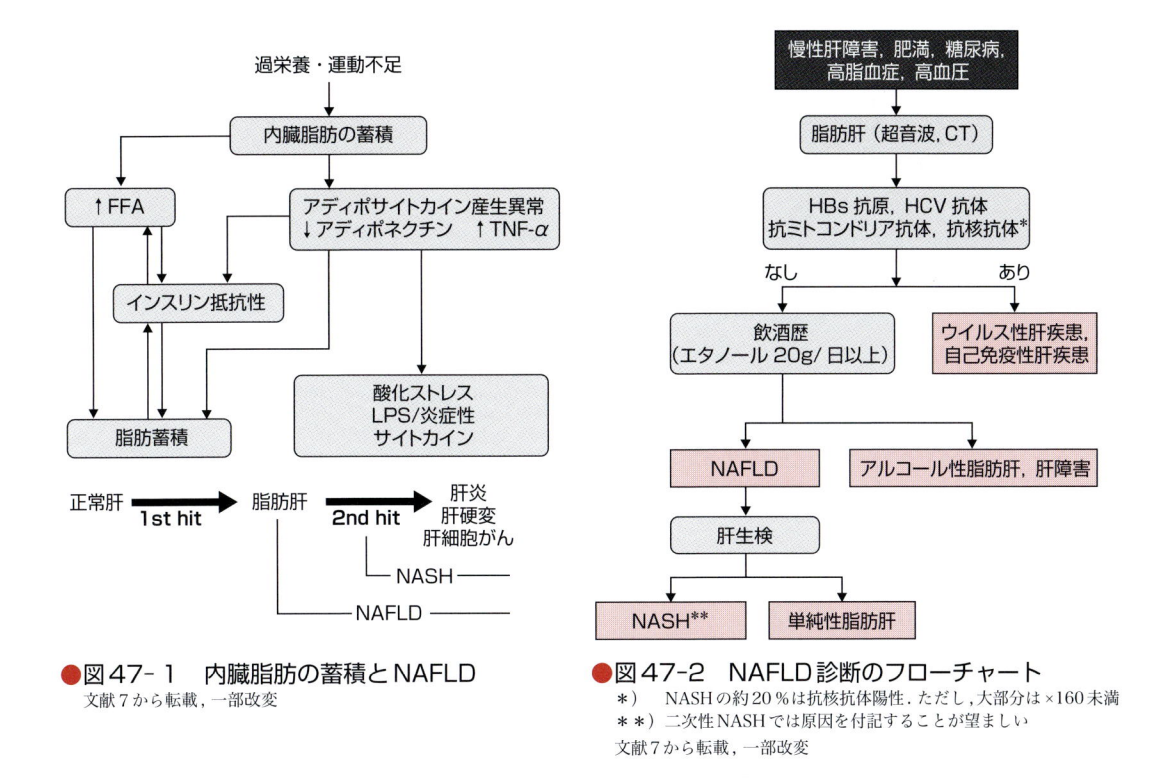

●図47-1 内臓脂肪の蓄積とNAFLD
文献7から転載，一部改変

●図47-2 NAFLD診断のフローチャート
＊） NASHの約20％は抗核抗体陽性．ただし，大部分は×160未満
＊＊）二次性NASHでは原因を付記することが望ましい
文献7から転載，一部改変

●表47-1 二次性NAFLD（NASH）の誘因

栄養性	飢餓・低栄養 中心静脈栄養 消化管術後（短腸症候群）
薬剤性	タモキシフェン（抗乳がん剤） アミオダロン（不整脈治療薬） ニフェジピン，ジルチアゼム（Ca拮抗薬） グルココルチコイド（副腎皮質ホルモン剤） メトトレキサート（抗リウマチ薬） エストロゲン（合成女性ホルモン）
その他	炎症性腸疾患 膵全摘後 睡眠時無呼吸症候群

2 NAFLDの診断

　肥満はもとより高血圧，糖尿病や脂質異常症などのメタボリックシンドロームのリスクファクターはNAFLDの存在を示唆する有用な所見です．日常診療や検診で軽度の肝障害や脂肪肝を診た際に，NAFLDの診断までは血液・画像検査所見と病歴聴取により比較的容易にたどり着くことができますが，NASHの確定診断については現在のところ**肝生検による組織学的診断が必須**とされています（図47-2）[7]．

　なお，どの程度のアルコール摂取が肝障害を惹起するかは人種差，性差や個人差がありますが，現時点では一応の定義として**エタノール換算で20 g/日（140 g/週）以下のものを非アルコール性**としています．

> **MEMO** ▶ **burned-out NASH**
>
> NASHが"燃え尽きた"結果の肝硬変のことで，その時点では脂肪肝の所見も消失してしまい他の原因による肝硬変と形態的に区別がつかなくなってしまいます．これまで原因不明の肝硬変とされてきたものの多くが，このburned-out NASHではないかといわれています．

文献
1) Ludwig, J., et al. : Nonalcoholic Steatohepatitis: Mayo Clinic experience with a hitherto unnamed disease. Mayo Clin Proc, 55 : 434-488, 1980
2) Scaffner, F., et al. : Nonalcoholic fatty liver disease. Prog Liver Dis, 8 : 283-298, 1986
3) メタボリックシンドローム診断基準検討委員会：メタボリックシンドロームの定義と診断基準．日内誌，94 : 794-809, 2005
4) 西原利治，他：NASHの診断．日消誌，101 : 1183-1187, 2004
5) Day, C. P., et al. : Steatohepatitis: a tale of two "hit" ? . Gastroenterology, 114 : 842-845, 1998
6) Farrel, G. C. : Drugs and Steatohepatitis. Semin Liver Dis, 22 : 185-194, 2002
7) 「NASH・NAFLDの診療ガイド」．（日本肝臓学会，編），文光堂，東京，2010

〈松永光太郎〉

第7章 ■脂肪肝

Q48 NAFLD（非アルコール性脂肪性肝疾患）と診断された場合，どのように治療しフォローすればよいですか？

A 基本は生活療法ですが，進行性のNASHでは肝硬変への進展や肝発がんの可能性があり，より積極的な治療介入や定期的サーベイランスが必要です．

　NAFLDの予後は明確になってはいませんが，NASHの場合5～10年で5～20％が肝硬変に進展するといわれており，さらに高齢者や高度線維化例では肝発がんがみられることから，NAFLDの10％を占める進行性のNASHを拾い上げることが重要です．またNAFLD・NASHの治療目標は肝硬変への進展，肝がんの発生を予防することですが，Q47で述べたとおりNAFLDの大部分が内臓脂肪型肥満に伴う耐糖能障害を基盤とする生活習慣病の一表現型であり，肥満や糖尿病そのものが発癌のリスクファクターであることも示されている[1, 2]ことからもそのような症例では**減量こそが治療の大原則**となります．

　進行したNASHが疑われた場合や生活療法で不十分な場合，糖尿病や脂質異常症などを合併している場合には積極的な薬物療法を検討する必要があります．

　また特に高齢者や高度線維化例では発がんを念頭において定期的超音波や腫瘍マーカー（AFP，PIVKA-Ⅱ）検査によるサーベイランスが必要です．

1 NASHの自然経過と予後

　FassioらはNAFLD初回肝生検でNASHと診断された後，無治療で経過し3年以上の期間（中央値4.3年）をおいて2度目の肝生検が施行できた22症例のうち，7例（31.8％）において線維化の進行がみられたと報告しました[3]．また本邦ではHashimotoらが線維化の進行したNASHの137例を前向きに追跡した結果，5年の累積発がん率は7.6％であったと報告しています[4]．その他の報告からも**NASHが肝硬変，肝がんに至る進行性の疾患である**ことは明らかですが，その実態については明確にはなっていません．

2 生活療法

1. 食事療法

　NAFLDでは平均的日本人と比較して，総エネルギー，糖質の摂取量が過剰で蛋白エネルギー比が低いことが示されています[5]．食事療法としては，**標準体重あたり1日総エネルギーとして25～35 kcal/kg**を目安とし，**蛋白質は1～1.5 g/kg**を確保して**脂肪は総カロリーの20％以下**に抑えることが推奨されています．糖質はなるべく穀類から摂取し嗜好品からの単純糖質（ショ糖，ブドウ糖など）は避ける指導をしましょう．

2. 運動療法

　運動療法に関しては，貯蔵脂肪の燃焼を誘導するには**継続した20分以上の有酸素運動**が

必要とされており，**1日に30〜40分，週3〜4回以上の，ジョギング，ウォーキング，スイミングのような全身の筋肉を使用する運動**が推奨されます．

3 薬物療法

NAFLDの誘引や病態自体がインスリン抵抗性や脂質代謝異常，酸化ストレスなど多彩であり，実際には各症例の病態に応じた標的治療が必要と考えられています．インスリン抵抗性改善薬，抗酸化療法，脂質異常症治療薬，肝庇護薬，アンジオテンシンⅡ受容体拮抗薬などの有効性が報告されていますが，**現在のところNAFLDに対する有効性が確立された薬剤はなく**[6]，専門医も報告のあるさまざまな薬物治療を試みているのが実情です．

糖尿病，脂質異常症，高血圧などの合併がある場合には，まずそれらに対する治療を行います．

4 フォローアップとサーベイランス

1. 生活療法と薬物療法の場合

NAFLDの至適フォロー間隔についてはエビデンスがなくガイドラインも存在しませんが，生活指導で経過観察する場合は**2〜3カ月に1回の血液検査，面談と年に1〜2回程度の超音波検査**が一般的です．薬物治療を行うにあたってはより短い間隔でのフォローが必要です．

2. 高齢者や線維化進行例の場合

また高齢者や線維化進行例では発がんを念頭に**年に2〜4回の腹部超音波と腫瘍マーカー（AFP，PIVKA-Ⅱ）のチェック，年1〜2回の造影CTないし造影MRI検査**を行うことが望ましいと考えられます．

> ⚠️ 注意
> 急激な減量（1.5 kg/週以上）により，栄養状態不良から病態を悪化させる可能性があります．短期的目標（1〜2 kg/月，5%/3カ月など）を定めて極端でない体重の減量を指導することが重要です．

患者コミュニケーション

通常自覚症状がないため生活習慣改善の動機づけや継続がしばしば困難です．まずはNAFLDそれ自体が放置すると肝硬変，肝がんに進展する可能性のある病気であるとともに，心血管病変ハイリスク状態であるメタボリックシンドロームの一表現型であることを十分理解して，危機感をもってもらう必要があります．

専門医へのコンサルト

血液検査や画像検査など非侵襲的な方法でNASHを診断する試みがなされていますが，現在のところ確立された方法はなく，NASHの確定診断には肝生検が必須とされています．トランスアミナーゼ（特にALT）の持続的高値[7]や肥満，糖尿病，脂質異常症，高血圧などリスクファクターの重複合併例はNASHを積極的に疑って生検を勧めるべき1つの指標となります．特に高齢者やALT/AST比が1以下，血小板低下などがみられる症例ではより線維化の進行したNASHが示唆され，肝がん合併の可能性もありますので一度専門医へのコンサルトを検討す

る必要があります．

文献
1) Calle, E. F., et al. : Overweight, obesity, and mortality from cancer in a prospectively studied cohort of U.S. adults. N Eng J Med, 348 : 1625-1638, 2003
2) El-Serag, H. B., et al. : Diabetes increases the risk of chronic liver disease and hepatocellular carcinoma. Gastroenterol, 126 : 460-468, 2004
3) Fassio, E., et.al : Natural history of nonalcoholic Steatohepatitis: a longitudinal study of repeat liver biopsies. Hepatology, 40 : 820-826, 2004
4) Hashimoto, E., et al. : Hepatocellular carcinoma in patients with nonalcoholic steatohepatitis. J Gastroenterol, 44（supple19）: 89-95, 2009
5) Toshimitsu, K., et al. : Dietary habits and nutrient intake in non-alcoholic steatohepatitis. Nutrition, 23 : 46-52, 2007
6)「NASH・NAFLDの診療ガイド」．（日本肝臓学会，編），pp40-51，文光堂，東京，2010
7) Ekstedt, M., et al. : Long-term follow-up of patients with NAFLD and elevated liver enzymes. Hepatology, 44 : 865-873, 2006

〈松永光太郎〉

索引

A

AASLD··31
acquired immune deficiency syndrome··28
AFP··129
AIDS··28
AIH···121
Alb···129
ALT············34, 37, 61, 76, 79, 105, 119
APASL··31
autoimmune hepatitis···················121

B

BCAA···129
BMI···129
booster reaction···························15
BTR···142
burned-out NASH·····················176
B型肝炎ウイルス················10, 13, 34, 98
B型肝炎ウイルスマーカー··················11
B型肝炎ワクチン····························13
B型慢性肝炎···························28, 31

C

CART··134
cccDNA·································11, 45
CD20··25
CDDP··171
Child-Pugh分類······················148, 162
CLIA···25
C型肝炎···60
C型肝炎ウイルス·················57, 90, 98

D

de novo肝炎···································24
DIC···136
dissminated intravascular coagulation······························136
DLST··116

E

early virological response······86, 89
EASL··33
EIS··137
endoscopic injection sclerotherapy···························137
endoscopic variceal ligation······137
ESPEN··106

E (cont.)

ETV··18
EVL···137
EVR·······································86, 89
E型肝炎ウイルス·····························119

F

FIB-4 index·································59
Fischer比·····································142
F因子··61

G

G1···89
G2···89
gastro duodenal artery コイル法······170
GDAコイル法···································170
genotype·······17, 21, 24, 37, 52, 56, 60, 63, 74, 83, 88, 89

H

HAART··································19, 28
HAIC··170
HALT-Cスタディ·······················74, 75
HBcrAg···11
HBc抗体··10
HBe抗原·······························10, 34, 55
HBe抗原陰性の非活動性キャリア·······34
HBe抗原陰性の慢性肝炎············34, 35
HBe抗原陽性の慢性肝炎··················34
HBe抗体··10
HBIG·····································14, 149
HBs抗原··10
HBs抗原蛋白··································13
HBs抗体·································10, 13
HBs抗体価·····································13
HBs抗体検査··································15
HBV··························10, 13, 21, 34, 94, 98
HBV-DNA·························11, 34, 44, 55
HBV-DNA定量モニタリング············24
HBV・HIVの重複感染·······················28
HBVマーカー··································10
Hb値··61
HBワクチン····································13
HCC···51
HCV·································52, 60, 90, 96, 98
HCV-RNA······································60
hepatic artery infusion chemotherapy···································170
hepatitis B immune globulin······14

H (cont.)

hepatitis B virus·························10
hepatitis E virus························119
hepatocellular carcinoma············51
HEV··119
highly active anti retroviral therapy···································28
HIV·································17, 28, 52
human immunodefficiency virus··17

I

IFN··································37, 80, 83
IgM-HBc抗体·······························10
interferon sensitivity determining region··············61, 83
ISDR·····································61, 83

L

LAM···19
late virological response··············89
Lotus試験·····································129
low dose FP療法·························171
LVR···89

M

MELDスコア································148
minimal hepatic encephalopathy·································144
Model for End-Stage Liver Disease スコア·····················148

N

NAFLD·································174, 177
NASH·······························120, 174, 177
NAT·······································102, 120
nonalcoholic fatty liver disease··174
nonalcoholic steatohepatitis··································120, 174
nt1762/1764····························22, 56
nt1896······································21, 56
nucleic acid amplification test··102
nucleic amplification test·········120

O

occult HBV···································24

P

PBC···125
PCR···102

PEG-IFN······38, 60, 86, 88	ursodeoxycholic acid······31	肝動脈塞栓療法······159
PEIT······155	**ア**	肝庇護療法······31, 73, 112
percutaneous ethanol injection therapy······155, 156	アジア太平洋肝臓学会······31	肝不全用経腸栄養剤······129
polymerase chain reaction······102	アストロサイト······142	感冒様症状······69
primary biliary cirrhosis······125	アデホビル······21, 26, 28, 33, 42, 52	急性肝不全······131
PVシャント術······134	アルコール性肝硬変······149	強力ネオミノファーゲンシー®······31
R	アルブミン製剤······133	強力ミノファーゲンシー®······113
radio frequency ablation······155	安静······133	経皮的エタノール注入術······155
RBV······60, 88	イソロイシン······129, 142	劇症肝炎······148
R-CHOP······25	一塩基多型······83	血球減少······69
RC sign······138	飲酒······77	血清アルブミン······129
RFA······155, 156	インターフェロン······37, 40, 48, 52, 63, 76, 80, 83, 167	血流改変術······170
S	インターフェロン感受性領域······61, 83	健康被害救済制度······15
safty margin······157	インターフェロン少量長期療法······73	原発性硬化性胆管炎······123
SBチューブ······137	インターフェロンの減量や中止······69	原発性胆汁性肝硬変······66, 123, 125
SBP······135	インターフェロン併用5-FU療法······171	コア関連抗原······11, 45
SC······38	ウイルス因子······61	コアプロモーター変異······22
Scheuerの病期分類······125	ウインドウピリオド······102	コア変異······61
scoring system······121	うつ状態······64	コア領域······83
Sengstaken-Blakemoreチューブ······137	うつ病······64, 67	高血圧······67
sequential 療法······39, 41, 45	ウルソデオキシコール酸······31, 112, 123, 127	甲状腺機能異常······71
serotype······60, 63	エネルギー低栄養······129	厚生労働省研究班のガイドライン······35, 45
simple fatty liver······174	エンテカビル······18, 21, 26, 28, 33, 42	抗体価······15
single nucleotide polymorphism······83	塩分制限······133	後天性免疫不全症候群······28
SNMC······31	オーバーラップ症例······123	高力価HBs抗体含有ヒト免疫グロブリン······14
SNP······83	黄疸······57, 105, 119	高齢者······54, 67, 77
spontaneous bacterial peritonitis······135	**カ**	**サ**
stronger neo minophagen······31	ガイドライン······31, 44, 138	催奇形性······40, 52, 67, 72, 73
subgenotype······18	回復期······34	細菌性腹膜炎······135
sustained virological response······83	核酸アナログ······17, 19, 21, 26, 33, 40, 52	ジェルパート®······159
SVR······61, 83	核酸増幅検査······102	事故······94
T	空咳······67	自己免疫性肝炎······66, 121, 122
TACE······159, 160	肝がん······76, 129, 177	シスプラチン併用5-FU療法······171
TAE······159, 160	肝移植······148	持続性ウイルス学的著効······83
The European society of parenteral and enternal nutrition······106	肝硬変······48, 51, 57, 58, 59, 105, 177	瀉血療法······113
transcatheter arterial chemoembolization······159	肝細胞がん······51, 108, 150, 151, 155, 159, 160, 162, 166	宿主因子······61
transcatheter arterial embolization······159	間質性肺炎······71, 72	腫瘍局在部位······157
U	肝障害度······155, 157, 162	腫瘍径······157
UDCA······31, 112, 127	肝性脳症······51, 57, 131, 142	腫瘍個数······157
	肝生検······57, 61	消化管出血······57
	肝線維化······48, 54, 57, 59, 76, 80	小柴胡湯······72
	肝臓がん······48	静脈瘤破裂······129
	眼底出血······67, 71	食事療法······133
	肝動注化学療法······169, 172	女性······54
		心筋梗塞······67
		進行肝細胞がん······169

人工胸水下RFA……156
人工腹水下RFA……156
水分制限……133
ステロイド……25
スミフェロン®……74
生物由来製品感染等被害救済制度……103
生命予後……48
セロコンバージョン……21, 29, 34, 38, 44, 48, 51
潜在性肝性脳症……144
全身化学療法……169
早期抗ウイルス反応……83
染まり抜け……152
ソラフェニブ……169, 171

タ
代償性肝硬変……51, 57
耐性ウイルス……42
耐性変異……42
脱毛……71
タバコ……77
単純性脂肪肝……174
男性……54, 77
胆道気腫……157
注射部の発赤……71
中和抗体……13
超音波検査……151
超音波造影剤……157
治療中止の基準……44
手足症候群……172
低鉄食療法……105
テノホビル……29
デンバーシャント……135
透析……79
透析患者……79
糖尿病……67, 71, 77, 105
ドレナージ……133

ナ
内視鏡的食道静脈瘤結紮術……137
内視鏡的食道静脈瘤硬化療法……137
難治性腹水……133
ネクサバール®……171
脳血管障害……67
脳出血……72

ハ
播種性血管内凝固……136
針刺し……94
バリン……129, 142
非B非C型肝硬変……108
非アルコール性脂肪性肝炎……174
非アルコール性脂肪性肝疾患……174
非代償性肝硬変……51
ヒト免疫不全ウイルス……17
ヒューバー針……171
ビリルビン……18, 58
ファイブロスキャン®……59
フエロン®……74
腹腔鏡検査……57
腹腔-静脈シャント術……134
副作用……15, 52, 113
腹水……51, 57, 133
腹水再静注……134
腹水の穿刺排液……133
不整脈……67
不眠……70
プレコア……21
プレコア・コアプロモーター……23
プレコア/コア領域……11
プレコア変異……22
プレコア領域……22
プロトロンビン時間……18
分岐鎖アミノ酸……129, 142, 167
分子標的治療薬……169
分子標的薬……171
米国肝臓学会……31
米国肝臓学会のガイドライン……44
ペガシス®……60
ペグインターフェロン……60, 63, 86, 88
ペグインターフェロン少量長期治療……76
変異株……56
母子感染……14
ポリメラーゼ連鎖反応……102

マ
マーカー……10, 54, 108, 166, 178
慢性肝炎……57
脈管浸潤……169

ミラノ基準……150
メタボリックシンドローム……174, 178
免疫寛容期……34, 56

ヤ
薬剤性肝障害……115, 119
薬物リンパ球刺激試験……116
野生株……56
輸血……101
ヨーロッパ肝臓学会……33
ヨーロッパ静脈経腸栄養学会……106
予防接種法……15

ラ
ラジオ波焼灼療法……155
ラミブジン……19, 21, 26, 28, 31, 33, 42
リアルタイムPCR法……11
リザーバー……169
リザーバーポート埋め込み……171
リツキシマブ……25
利尿薬……133
リバビリン……60, 63, 86, 88
リピオドール®……159
ロイシン……129, 142

ワ
ワクチン……13

医学とバイオサイエンスの 羊土社

羊土社 臨床医学系書籍ページ　http://www.yodosha.co.jp/medical/

- 羊土社では，診療技術向上に役立つ様々なマニュアル書から臨床現場ですぐに役立つ書籍，また基礎医学の書籍まで，幅広い医学書を出版しています．
- 羊土社のWEBサイト"羊土社 臨床医学系書籍ページ"は，診療科別分類のほか目的別分類を設けるなど書籍が探しやすいよう工夫しております．また，書籍の内容見本・目次などもご覧いただけます．ぜひご活用ください．

▼ メールマガジン「羊土社メディカルON-LINE」にご登録ください ▼

- メディカルON-LINE(MOL)では，羊土社の新刊情報をはじめ，お得なキャンペーン，学会・フェア情報など皆様に役立つ情報をいち早くお届けしています．
- PC版は毎月3回の配信です（研修医号，エキスパート号，医学総合号）．各号のテーマに沿って情報を配信いたします．また，手軽にご覧いただける携帯版もございます（毎月1回配信）．
- PC版・携帯版ともに登録・配信は無料です．登録は，上記の"羊土社 臨床医学系書籍ページ"からお願いいたします．

すべての内科医に役立つ 肝疾患なるほどQ&A
診断・治療から患者コミュニケーション，専門医へのコンサルトまで

2011年6月15日　第1刷発行

編　集	泉　並木，黒崎雅之	
発行人	一戸裕子	
発行所	株式会社 羊 土 社	
	〒101-0052	
	東京都千代田区神田小川町2-5-1	
	TEL　03（5282）1211	
	FAX　03（5282）1212	
	E-mail　eigyo@yodosha.co.jp	
	URL　http://www.yodosha.co.jp/	
印刷所	株式会社平河工業社	

ISBN978-4-7581-1704-3

本書の複写にかかる複製，上映，譲渡，公衆送信（送信可能化を含む）の各権利は（株）羊土社が管理の委託を受けています．
JCOPY ＜（社）出版者著作権管理機構 委託出版物＞
本書の無断複写は著作権法上での例外を除き禁じられています．複写される場合は，そのつど事前に，（社）出版者著作権管理機構（TEL 03-3513-6969，FAX 03-3513-6979，e-mail: info@jcopy.or.jp）の許諾を得てください．

羊土社のおすすめ書籍

消化器BOOK

消化器BooKは消化器疾患を診るすべての医師に役立つシリーズを目指し、現場で発生する疑問・困難を解決できるよう多様なテーマを取り上げています。

[特集] 04 これでわかる！慢性肝炎の治療戦略
肝癌を防ぐためのマネジメント

井廻道夫／企画

- □ 定価（本体4,200円＋税）　□ B5判　□ 172頁
- □ ISBN978-4-7581-1237-6

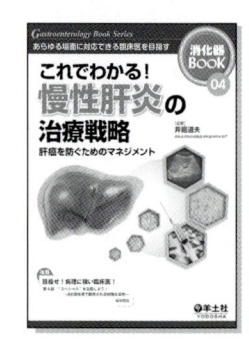

既刊

01 [特集] 胃癌を診る・治療する
早期発見から緩和ケアまで

大津　敦／企画
- □ 定価（本体4,200円＋税）　□ B5判
- □ 178頁　□ ISBN978-4-7581-1234-5

02 [特集] 炎症性腸疾患を日常診療で診る
IBDとは？ その診断と患者にあわせた治療

日比紀文, 久松理一／企画
- □ 定価（本体4,200円＋税）　□ B5判
- □ 213頁　□ ISBN978-4-7581-1235-2

03 [特集] 内視鏡診療の安全管理
偶発症や感染の予防と対処法

赤松泰次／企画
- □ 定価（本体4,200円＋税）　□ B5判
- □ 172頁　□ ISBN978-4-7581-1236-9

消化器治療薬の選び方・使い方
症例でわかる薬物療法のポイントと症状別処方のコツ

高橋信一／編

消化器疾患の薬物治療のエッセンスとコツがこの1冊に凝縮！

消化器疾患の薬物療法のポイントを，ベテラン医が伝授．第一選択薬でうまくいかない際の対処，重症度別の薬剤の選び方などの解説で患者の状況に合わせた薬物治療ができる！

- □ 定価（本体4,500円＋税）
- □ B6変型判　□ 366頁　□ ISBN978-4-7581-1041-9

消化器疾患の臨床分類
一目でわかる分類と内視鏡アトラス

松川正明／監，長浜隆司，中島寛隆，山本栄篤／編

消化器疾患の多様な分類がこの一冊に！

代表的な86分類を一挙収載．対応する内視鏡画像も満載！幅広い消化器疾患を網羅しており，所見記載の際にも役立ちます．消化器疾患の概要が一目でわかる一冊です．

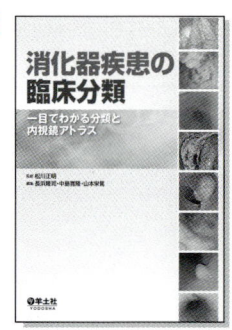

- □ 定価（本体6,800円＋税）
- □ B5判　□ 295頁　□ ISBN978-4-7581-1037-2

発行　羊土社　〒101-0052　東京都千代田区神田小川町2-5-1　TEL 03(5282)1211　FAX 03(5282)1212
E-mail：eigyo@yodosha.co.jp
URL：http://www.yodosha.co.jp/

ご注文は最寄りの書店，または小社営業部まで